CONTRIBUTION

A L'ÉTUDE DE

LA PHYSIOLOGIE PATHOLOGIQUE

DE

LA CHORÉE

PAR

LE Dr ALEXANDRE FOUCHERAND

ANCIEN INTERNE A L'ASILE DE BRON
ANCIEN PRÉPARATEUR DU LABORATOIRE DE CLINIQUE MÉDICALE
A LA FACULTÉ DE MÉDECINE DE LYON

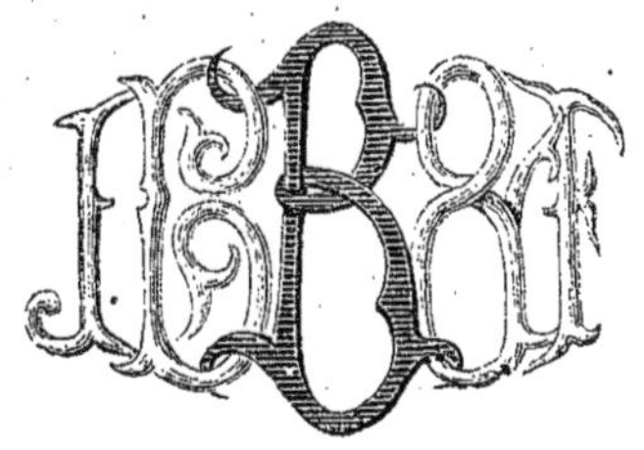

PARIS

LIBRAIRIE J.-B. BAILLIÈRE ET FILS

19, RUE HAUTEFEUILLE, PRÈS DU BOULEVARD SAINT-GERMAIN

LONDRES
BAILLIÈRE, TINDALL AND COX
20, King William street

MADRID
CARLOS BAILLY-BAILLIÈRE
Plaza de Topete, 8.

1883

CONTRIBUTION

A L'ÉTUDE DE LA

PHYSIOLOGIE PATHOLOGIQUE

DE

LA CHORÉE

CONTRIBUTION

A L'ETUDE DE

LA PHYSIOLOGIE PATHOLOGIQUE

DE

LA CHORÉE

PAR

LE DR ALEXANDRE FOUCHERAND

ANCIEN INTERNE A L'ASILE DE BRON
ANCIEN PRÉPARATEUR DU LABORATOIRE DE CLINIQUE MÉDICALE
A LA FACULTÉ DE MÉDECINE DE LYON

PARIS
LIBRAIRIE J.-B. BAILLIÈRE & FILS
19, rue Hautefeuille, près du boulevard Saint-Germain

LONDRES
BAILLIÈRE TINDALL AND COX
20, King William street

MADRID
CARLOS BAILLY-BAILLIÈRE
Plaza de Topete, 8

1883

AVANT-PROPOS

La chorée, considérée par la plupart des auteurs comme une névrose de la motilité, n'a pas jusqu'à présent de lésion anatomique reconnue. Cependant, lorsqu'on relit les observations publiées depuis quelques années, on est frappé de la fréquence des altérations trouvées dans le système nerveux central ou périphérique des choréiques, et l'on se demande s'il ne faut voir là que de simples coïncidences, et si toutes ces observations, en apparence contradictoires, ne sont unies par aucun lien.

Pour commencer à mettre de l'ordre dans cette sorte de chaos que les médecins modernes semblent ne pas oser aborder, il est un moyen très simple : c'est de choisir parmi les meilleures observations publiées celles qui ont des caractères anatomiques communs et d'en former un groupe homogène.

Ce groupe une fois constitué, il devient possible de rechercher les rapports de symptôme à lésion, et d'aborder ainsi, à l'aide de documents solides, la physiologie pathologique de certaines formes de chorée.

Or, pour M. le professeur Pierret, il est toute une catégorie de chorées pour lesquelles s'impose la nécessité d'admettre une corrélation entre la lésion nerveuse et les troubles moteurs :

C'est l'opinion de notre maître que nous nous proposons de développer.

Nous avons recherché toutes les observations de chorée où le système nerveux avait été intéressé ; le nombre en est considérable ; mais nous avons dû faire un choix, la plupart des auteurs se bornant à une vague constatation de lésions macroscopiques. Aussi n'apporterons-nous que des faits bien étudiés et probants, à l'appui de la thèse que nous voulons soutenir, à savoir, l'existence de chorées liées à des altérations disséminées du système nerveux.

Les observations allemandes que nous rappellerons ont été résumées sur la traduction complète qu'a bien voulu nous en faire notre collègue et ami M. Taty. Nous le remercions vivement de son obligeance.

Que M. le professeur Pierret veuille bien nous permettre de lui dire ici toute notre gratitude pour l'extrême bienveillance qu'il nous a témoignée pendant notre internat. Nous le prions d'agréer l'hommage de ce travail, dont il lui revient une si large part, heureux de rappeler à notre maître que la moisson appartient à la main qui a jeté la semence.

ASILE DE BRON

CONTRIBUTION

A L'ÉTUDE DE LA

PHYSIOLOGIE PATHOLOGIQUE

DE

LA CHORÉE

CHAPITRE PREMIER

Importance des travaux sur l'hémichorée pour l'étude de la chorée névrose. — La capsule interne n'est qu'un carrefour des fibres sensitives et motrices. — Existence de régions analogues dans toute la hauteur de l'axe nerveux.

Il semble que, pour arriver à bien connaître la physiologie pathologique de certaines maladies nerveuses susceptibles de donner naissance à des phénomènes morbides généralisés, il soit préférable d'étudier leurs formes incomplètes ou localisées.

C'est par la connaissance des états dits épileptiformes et des épilepsies partielles, qu'on a dû passer dans ces dernières années pour arriver à se faire une idée un peu nette de l'épilepsie vraie.

C'est aussi du côté des localisations spasmodiques partielles qu'on devra chercher et que l'on trouvera peut-être la voie qui mènera peu à peu à la connaissance d'une autre névrose, la chorée.

Ce qu'autrefois on eût appelé tic convulsif, est tantôt dû à l'épilepsie, tantôt à la chorée, et, dans quelques circonstances, il n'est pas très facile de dire à laquelle des deux névroses le phénomène spasmodique doit être réellement imputé. Mais cette hésitation disparaît dès que le nombre des muscles intéressés devient plus grand, et surtout lorsque les mouvements anormaux se montrent successivement dans chacun d'eux. Si la succession des spasmes se fait suivant une sorte de loi, et qu'après avoir été cloniques les spasmes deviennent toniques et plus ou moins généralisés, l'épilepsie est flagrante; si, au contraire, les mouvements cloniques se montrent sans aucune règle, passent d'un muscle à l'autre sans jamais les occuper tous ensemble et sans changer de caractère, c'est la chorée.

Une des formes partielles les mieux connues de cette singulière maladie, est à coup sûr l'hémichorée. C'est par elle que les pathologistes modernes ont entamé la névrose, et pressenti la véritable physiologie pathologique des mouvements choréiques.

Laissant loin d'eux toute idée préconçue, ils ont simplement constaté qu'une lésion située en un point limité d'un faisceau de fibres nerveuses intra-cérébrales, engendrait sûrement la chorée dans les muscles du côté opposé du corps.

Ce fait d'observation commune permet d'affirmer sans réplique possible que c'est par l'intermédiaire des fibres entre-croisées de la capsule interne que se produit cette action inconnue à laquelle les muscles répondent par des mouvements inconscients.

Mais, en ce point de la capsule interne, les fibres entre-croisées sont de deux ordres, motrices et sensitives. Celles-là constituent les fibres pyramidales, celles-ci viennent des racines postérieures et des ganglions sensitifs, pour se rendre dans les lobes occipitaux (faisceau de Meynert), ou bien, comme le pense M. Laborde, se composent de deux faisceaux, l'un direct, l'autre entre-croisé.

L'accolement de ces fibres motrices et sensitives n'est pas sans donner à réfléchir, surtout si l'on se souvient du rôle important que joue la sensibilité pour assurer la régularité des mouvements, et aussi de la fréquence des troubles sensitifs chez les malades atteints de chorée générale ou partielle.

Cependant on arrive assez vite à se convaincre que les mouvements choréiformes paraissent incoordonnés, parce qu'ils sont involontaires, et par conséquent sans but, tandis que les mouvements dits incoordonnés ne revêtent ce caractère que parce qu'ils sont mal adaptés au but que veut atteindre le malade. D'un autre côté, on voit des lésions très exactement limitées à certains faisceaux de la capsule interne, engendrer l'hémianesthésie croisée sans entraîner fatalement l'hémichorée, de même que l'hémichorée franche peut se manifester en dehors de tout trouble sensitif nettement accusé. L'association de ces deux phénomènes morbides, hémianesthésie et hémichorée, n'est donc pas nécessaire ; elle est seulement fréquente, et imputable au voisinage des faisceaux nerveux sensitifs et moteurs.

Toute réflexion faite, on se trouve donc amené à considérer que les mouvements choréiformes dus à des lésions limitées d'une portion de la capsule interne dépendent d'un trouble fonctionnel des fibres excito-motrices qui relient le cerveau à la substance grise de la moelle épinière.

Cette conclusion est d'autant plus vraisemblable que la chorée s'accompagne fréquemment de parésies diversement localisées *(limpchorea).*

Les auteurs modernes ne semblent pas encore arrivés à une formule aussi générale. Il semble, au contraire, qu'ils aient une tendance à faire de cette région de la capsule interne une sorte de foyer des mouvements choréiques.

Cependant l'anatomie normale ou pathologique ne permet guère cette centralisation. Les fibres de la région *choréigène* de la capsule interne ne diffèrent pas de celles des pyramides antérieures ou des cordons latéraux. Elles sont d'un calibre plus petit, mais se continuent néanmoins directement avec les fibres motrices des pédoncules de la moelle épinière. Les supposer mêlées à des fibres dont la fonction normale serait inconnue mais deviendrait apparente dans les cas pathologiques et se manifesterait par des mouvements convulsifs, c'est compliquer inutilement la physiologie cérébrale, et introduire une inconnue irréductible dans un problème déjà peu facile. On serait, du reste, amené bien vite à imaginer des fibres spéciales pour expliquer chaque irrégularité du mouvement, chaque tremblement, et à substituer à la physiologie normale, une physiologie morbide toute de convention.

Il vaut mieux, certainement, exagérer la simplicité de constitution de la partie motrice du système nerveux central que le supposer composé d'autant de fibres spéciales qu'il y a de troubles moteurs pathologiques.

Nous pensons donc que la capsule interne, dans sa partie *choréigène* cérébrale, ne renferme que des fibres excito-motrices, et peut-être un certain nombre de fibres sensitives disséminées.

Nous le pensons d'autant mieux que l'hémichorée, si bien décrite dans ces dernières années, est le plus souvent præ ou post-hémiplégique, c'est-à-dire qu'elle précède les paralysies complètes, ou les termine, ce qui permet d'induire qu'elle dérive elle-même d'un trouble fonctionnel encore incomplet ou déjà diminué.

Mais alors, s'il paraît évident que c'est aux fibres pyramidales, modérément troublées dans leur fonction, qu'il faut attribuer la genèse des chorées hémiplégiques, est-il permis d'admettre que le trouble morbide requis ne peut se produire que dans l'expansion intra-cérébrale des fibres excito-motrices ?

Il nous semble qu'après les réflexions ci-dessus, poser la question c'est la résoudre.

Non, la capsule interne ne diffère pas, au point de vue anatomique ou physiologique — les expérimentateurs l'ont prouvé — des autres régions qui mettent les centres dits psycho-moteurs en relation avec les régions antéro-latérales de la moelle ou antérieures du bulbe. Elle n'est, en un point voisin de la couche optique, que le carrefour rétréci où viennent, dans un petit espace, se réunir toutes ces fibres. La région dont la lésion entraîne l'hémichorée n'est pas un centre physiologique, c'est une région anatomique.

Ceci posé, il y a lieu de se demander si cette région cérébrale n'est pas représentée dans la moelle, la protubérance ou le bulbe par des régions analogues, sortes de carrefours où se trouvent réunies toutes les fibres cérébro-spinales, qui se rendent aux cornes antérieures situées au-dessous du point considéré. Par exemple, il est à peine besoin de faire remarquer que l'on trouve dans les cordons latéraux de la moelle, au niveau de la troisième paire cervicale, toutes les fibres excito-motrices, moins celles qui se sont arrêtées plus haut dans les noyaux moteurs du bulbe, ou dans les îlots gris antérieurs d'où émanent les deux premières paires cervicales. En descendant peu à peu, les cordons pyramidaux sont de moins en moins riches, mais renferment toujours la totalité des fibres destinées à la portion de moelle qui est située au-dessous de la région étudiée.

Quiconque voudrait affirmer qu'une plaque de sclérose située dans les cordons latéraux, au niveau des premières cervicales est incapable de produire le tremblement presque choréiforme que l'on observe dans les bras, chez les malades atteints de sclérose en plaques, se verrait bientôt violemment contredit. Pourtant, les mêmes personnes qui s'insurgeraient dans ce cas particulier, le feraient aussi peut-être, si l'on affirmait devant elles qu'un foyer de myélite situé dans les cordons latéraux peut engendrer une chorée limitée, si les fibres excito-motrices sont intéressés par une lésion quelconque dans l'exacte mesure qui correspond à la chorée.

Les cordons latéraux d'ailleurs ressemblent fort à la capsule interne dont ils émanent : comme elle, ils contiennent des fibres sensitives disséminées ; comme elle, ils sont voisins des faisceaux sensitifs ascendants ; comme elle enfin, ils peuvent, dans certaines circonstances encore mal définies, donner naissance à des mouvements choréiformes partiels, ainsi que M. Chauveau l'a démontré sans localiser autant que nous le faisons toutefois.

CHAPITRE II

Chorées d'origine cérébrale. — Théorie embolique : Senhouse Kirkes, Broadbent. — Jackson. — Théorie de l'hémichorée : Weir Mitchell, Charcot, Raymond. — Résultat de la pathologie expérimentale : Chauveau, Legros et Onimus, Gowers et Sankey. — Il existe des chorées d'origine spinale.

C'est à Senhouse Kirkes (1850-1863) que revient l'honneur d'avoir mis sur la voie du siège probable de la lésion qui détermine la chorée. Dans un certain nombre d'autopsies, cet auteur signale la coexistence de végétations sur la valvule mitrale et de points de ramollissement dans les ganglions cérébraux.

A ces observations viennent bientôt se joindre celles de Russel, Ogle Tuckwell, Broadbent, Fox, Gray, Jackson et ce dernier auteur, pénétrant plus avant dans l'étude du processus, formule la doctrine de l'embolie. C'est ainsi que l'on cherche à expliquer l'influence du rhumatisme sur la production de la maladie.

Vers la même époque en Allemagne (1868), Frerichs

et son élève Kretschmer décrivent quelques cas de chorée avec troubles vasculaires dans les corps striés. Pour eux les vues anglaises sur l'embolisme capillaire du cerveau doivent être acceptées.

Nous n'avons pas à discuter cette théorie, dont l'application généralisée à tous les cas a été depuis longtemps réfutée, nous insistons seulement sur la localisation de la lésion dans les corps opto-striés.

Disons qu'en général les examens anatomiques offrent peu de précision ; les altérations d'origine embolique sont le plus souvent décrites d'une manière superficielle.

Avec le travail de Weir Mitchell (1874) sur l'hémichorée post-paralytique, la question se présente sous un aspect nouveau. On en vient à se demander, en raison de l'identité des mouvements spasmodiques dans les deux cas, si la notion du siège des chorées symptomatiques ne pourrait pas conduire à la détermination anatomique de la chorée vulgaire. C'est dans ce sens que le chirurgien américain aborde le problème : il assimile les chorées que l'on voit parfois chez les nouveau-nés aux chorées post-hémiplégiques, et il les croit en rapport avec des paralysies intra-utérines guéries complètement ou en partie au moment de la naissance. Il constate donc les liens de parenté qui unissent les paralysies et les chorées secondaires. Il admet que les affections choréiformes peuvent résulter de lésions organiques grossières, et que, dans certaines circonstances, la même lésion qui produit une paralysie peut par elle-même ou par les troubles qu'elle engendre déterminer une chorée. Pour M. Weir Mitchell, c'est donc dans les dépendances du système anatomique voué à la motricité qu'il faut chercher la cause de la chorée.

En 1875, M. Charcot reprend l'étude de l'hémichorée post-hémiplégique. Après avoir passé en revue les nombreux rapprochements que l'on peut établir entre les deux variétés d'hémichorée il passe à la question de siège. — Pour lui, il ne croit pas qu'il faille le placer dans la couche optique ou le noyau lenticulaire qui ont été plus ou moins altérés, car on les a vus « maintes fois atteints dans leurs diverses parties des lésions les plus diverses sans qu'il soit suivi la moindre trace de mouvements choréiques ».

Il émet plutôt l'hypothèse qu'à côté, en avant des fibres qui, dans la couronne rayonnante, servent de voies aux impressions sensitives, il est des faisceaux de fibres douées de propriétés motrices particulières et dont l'altération déterminerait l'hémichorée.

Puis, après avoir fait ressortir les nombreuses analogies qui rapprochent les chorées symptomatiques d'une lésion grossière de l'encéphale, de la chorée vulgaire, et montré que la différence qui sépare ces deux affections consiste bien plutôt peut-être dans ce qu'on est convenu d'appeler la nature de la maladie que dans le siège anatomique, il ajoute : « Si ce dernier, pour ce qui concerne les chorées symptomatiques, était un jour déterminé avec précision, on connaîtrait *au moins l'une des régions de l'encéphale* où devraient êtres recherchées les altérations délicates d'où dérivent les symptômes de la chorée vulgaire. »

Insensiblement le champ se restreint et nous arrivons à préciser davantage.

Résumant l'enseignement du professeur Charcot, M. Raymond dans sa thèse (1876) donne une étude complète de l'hémichorée symptomatique. Des nombreuses observations de M. Charcot et de M. Vulpian, qu'il a eues sous les yeux et de celles qu'il a recueillies dans les auteurs, M. Raymond arrive à placer le siège de l'hémichorée dans la partie postérieure de la couronne rayonnante. Mais, dans cette portion, quel est le faisceau qui, détruit, irrité ou comprimé, produit l'hémichorée ? Se fondant sur de nombreux examens nécroscopiques, il se croit autorisé à dire que ce faisceau est situé en avant, en dehors du faisceau sensitif et en rapport avec la partie postérieure de la couche optique qu'il recouvre de ses fibres, et il conclut que si l'hémichorée ordinaire peut symptomatiquement ne pas différer de l'hémichorée due à des lésions cérébrales, le siège de cette dernière étant déterminé, on peut dire que très vraisemblablement celui de l'hémichorée vulgaire est le même.

Pour mieux s'éclairer, M. Raymond s'adresse à l'expérimentation. A l'aide du procédé de Veyssières, il parvient sur six chiens à déterminer des mouvements choréiformes dans une moitié du corps, en produisant des désordres dans la partie postérieure du pied de la couronne rayonnante.

Ainsi la démonstration semble complète en ce qui concerne les lésions de la capsule interne : il y a relation évidente entre celles-ci et certains états choréiques.

Enfin dans un travail tout récent (mai 1883) sur certaines formes de tremblements præ et post-hémiplégiques, M. Demange a eu affaire à de l'hémichorée, de l'hémiathétose, et il a trouvé des lésions soit dans la capsule interne soit dans les régions corticales et sous-corticales des circonvolutions motrices. De son étude il conclut qu'on ne peut assigner un siège spécial à la lésion suivant la forme du tremblement. Pour lui, la condition anatomique suffisante pour la production du tremblement paraît être l'irritation en un point quelconque de leur trajet des fibres motrices, soit dans la capsule blanche, soit dans les noyaux gris auxquels elles aboutissent, soit dans leur expansion terminale vers les circonvolutions motrices.

Ainsi, nous voyons, d'une part, les Anglais attribuant les troubles choréiques à l'embolisme capillaire des corps opto-striés, s'appliquer surtout à définir la nature de l'affection; d'autre part, les anatomo-pathologistes français s'attacher plutôt à l'idée de localisation et chercher à déterminer le siège de la lésion : les points de vue sont différents, mais les résultats obtenus des deux côtés ne présentent rien de contradictoire ; la richesse vasculaire de la capsule interne en fait une région très favorable à la production de l'embolie, et ce mode pathogénique peut à coup sûr être invoqué dans un certain nombre d'hémi-chorées ; et si l'on suppose une altération embolique bilatérale, intéressant les deux capsules internes, on se trouverait en face d'un cas de chorée généralisée, confirmant à la fois les vues anglaises et françaises.

Quoi qu'il en soit de ces théories, une idée générale s'en dégage, l'existence dans le cerveau d'un point où siégerait la chorée.

On ne saurait pourtant accepter sans réserve une formule aussi restrictive et admettre une lésion univoque pour des troubles fonctionnels aussi diversement localisés que ceux de la chorée. Qu'il faille, dans certains cas, incriminer des altérations des corps striés, et plus spécialement de la capsule interne, c'est ce qui ressort avec la dernière évidence des travaux anglais et français ; mais que cette région soit le centre exclusif de tous les phénomènes choréiques, c'est ce qu'il nous paraît difficile d'admettre.

L'anatomie et même la physiologie ne nous apprennent rien touchant l'existence en ce point d'un centre régulateur des mouvements ; la disposition et la structure des faisceaux conducteurs n'y sont pas différentes de celles observées dans tout l'axe nerveux, et d'ailleurs la physiologie pathologique comparée nous donne des résultats qui restent inexplicables, avec l'idée d'un centre unique de localisation pour la chorée.

Dès 1863, en effet, les auteurs avaient eu recours à l'expérimentation.

Sur un chien, M. Chauveau sectionnant la moelle au-dessous du trou occipital avait vu persister les mouvements convulsifs dans les membres.

Chez deux autres chiens choréiques, la même opération reste sans influence sur le tremblement : les mouvements ne diminuent dans la queue et les membres inférieurs qu'après l'incision de la moelle dorsale ; d'où la conclusion de M. Chauveau que le processus morbide de la chorée réside dans la moelle.

Bert, Carville, Legros et Onimus arrivent aux mêmes résultats. Ces derniers expérimentateurs voient, en outre, que l'irritation des cordons postérieurs exagère les contractions musculaires, mais que la section des racines postérieures n'exerce sur elle aucune influence, fait déjà noté par M. Bert : les mouvements rythmiques ne disparurent qu'après la section des cornes et des cordons postérieurs. Il est donc permis d'affirmer, disent ces deux auteurs, que la chorée a son siège dans les cellules nerveuses de la corne postérieure ou dans les filets qui

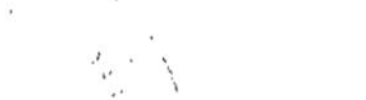

unissent celles-ci aux cellules motrices; en sorte que pour eux, la chorée serait une sorte d'ataxie locomotrice.

Ces résultats expérimentaux sont en grande partie vérifiés plus tard en Angleterre, et reçoivent une confirmation anatomo-pathologique.

En 1877, Gowers et Sankey publient deux observations de chorée canine : dans l'un de ces cas, dû à Jackson, la section de la moelle à sa partie supérieure n'arrêta pas les mouvements choréiformes limités à une patte de devant.

Le second cas est plus instructif encore : il s'agit d'un chien atteint de mouvements spasmodiques généralisés. La section médullaire au-dessous du trou occipital fit disparaître le tremblement dans tout le domaine de la moelle et le laissa subsister dans les régions innervées par le tronçon supérieur à la section. Mais ici l'on découvrit des lésions aussi bien dans la moelle allongée que dans le cordon spinal; comme ce dernier était profondément désorganisé, Gowers et Sankey attribuèrent la cessation de l'action médullaire au choc traumatique, en sorte que cette expérience n'infirmait pas les résultats antérieurs. Elle nous apportait encore la notion d'un fait important, et sur lequel nous devons insister : la persistance des mouvements dans la tête, liée à l'existence d'altérations bulbaires.

Les mouvements choréiques ne sont donc pas sous la dépendance exclusive des corps opto-striés, et nous nous trouvons en présence d'opinions différentes et de résultats qui semblent de prime abord peu conciliables. D'un côté, les cliniciens qui placent le siège anatomique de la chorée dans l'encéphale; de l'autre, certains expérimentateurs qui tendent à dénier à cet orgagne toute participation directe à la production de la maladie.

Et cependant M. le docteur Jaccoud avait posé la question sur son véritable terrain. En 1872, par une sorte d'intuition, M. Jaccoud disait à propos de la chorée : « Les appareils anatomiques qui assurent la coordination motrice sont échelonnés dans toute la hauteur de l'axe cérébro-spinal, et il n'y a pas plus de raison pour limiter cette fonction à la moelle que pour la restreindre aux organes supérieurs.

« L'observation clinique démontre clairement que ces appareils coordinateurs, qui sont aussi nombreux que les régions musculaires elles-mêmes ne sont pas toujours intéressés dans la même étendue, et il conviendrait pourtant de s'incliner devant les faits : dans certains cas de chorée, le désordre est limité aux membres; dans d'autres, il occupe les muscles de la face; ailleurs il gagne les muscles de l'œil, ceux du larynx; comment prétendre que le siège pathogénique des phénomènes est le même dans toutes ces circonstances, à moins de méconnaître ce principe fondamental, cet axiome qui établit un rapport adéquat entre les symptômes et leur siège organique ?

« C'est d'après la diffusion des symptômes que l'on doit rechercher les centres pathogéniques, et la mobilité dans l'un de ces deux éléments étroitement corrélatifs implique nécessairement dans l'autre une variation parallèle. »

Tels sont les principes de la méthode d'observation, et en les rappelant, M. Jaccoud nous semble avoir indiqué d'avance la voie dans laquelle il fallait marcher.

Les diverses chorées observées par les auteurs n'affectaient pas évidemment les mêmes groupes musculaires; or, dans la plupart des cas il est à peine fait mention de l'étendue des mouvements anormaux, déterminés par la maladie, et il est impossible de trouver quelque précision dans la délimitation du tremblement. Même inexactitude ou plutôt même indifférence en ce qui concerne les troubles de la sensibilité. Ce sont là cependant des données d'une importance capitale.

On comprénd que l'hémichorée tienne à une lésion de la capsule interne, puisque c'est là que sont réunies les fibres d'une moitié du corps, et, si l'on songe au grand nombre de tubes nerveux qui peuvent être intéressés sous un petit volume de substance, il devient clair qu'une lésion minime en ce point peut donner lieu à des troubles considérables.

Il ne doit pas en être autrement pour le pédoncule, qui, à notre point de vue spécial, diffère peu de la capsule interne.

En outre, si l'on considère que les fibres blanches qui partent des différents points du cerveau convergent vers la capsule interne, pour ensuite se distribuer tout le long de la moelle à des hauteurs différentes, on conçoit la possibilité d'une lésion occasionnant des phénomènes convulsifs limités aux muscles animés par les fibres intéressées. D'autre part, les tubes nerveux destinés aux muscles du bras, par exemple, ne changeant pas de nature en changeant de région, il en résulte que la cause du trouble fonctionnel de ce membre peut être recherchée dans toute l'étendue du trajet cérébro-spiral des fibres qui l'animent.

De même dans l'axe médullaire, plus le siège de la

lésion serait élevé, plus il pourrait y avoir de fibres atteintes par le travail morbide, et, par conséquent, plus grand serait le nombre des muscles atteints.

Donc, pour des tremblemente partiels, la possibilité d'une altération en un point quelconque de leur trajet des faisceaux conducteurs doit imposer une grande réserve dans la recherche du siège de la lésion; et il faut songer aussi que, dans un même foyer, peuvent être intéressées les fibres nerveuses destinées à des régions du corps très variées, et souvent éloignées les unes des autres.

L'application de ces données à l'interprétation des résultats cliniques et expérimentaux nous permet d'en saisir immédiatement le sens véritable, et nous en arrivons à cette notion que le désordre organique de la chorée peut siéger en des points variables des centres nerveux.

Nous allons voir qu'il ne s'agit point là d'une conception hypothétique.

CHAPITRE III

OBSERVATIONS

CONFIRMATION DES FAITS EXPÉRIMENTAUX PAR LA CLINIQUE

Nous n'avons pas à revenir sur les chorées liées à des troubles de l'encéphale : les travaux anglais et français ont pleinement élucidé ce côté de la question, et c'est un point définitivement acquis que des lésions diverses comme nature, siégeant dans certains points de l'aire motrice cérébro-spinale donnent naissance au syndrôme choréique.

Quant aux chorées d'origine spinale, si la physiologie pathologique ne laisse aucun doute sur leur existence, l'étude anatomique est loin d'en être aussi avancée, et jusqu'à Gowers et Sankey, les expérimentateurs ignoraient complètement la lésion qui détermine chez le chien les mouvements choréiformes. En 1877, ces auteurs publient la relation d'un cas dans lequel ils ont eu l'occasion d'examiner le système nerveux, et décrivent pour la première fois l'anatomie pathologique de la chorée canine.

La longueur de cette observation nous oblige à n'en reproduire que les traits principaux.

Observation I. — Chorée canine (GOWERS et SANKEY)

— RÉSUMÉ —

Chorée généralisée. — Infiltration cellulaire et lésions inflammatoires dans le cervelet, le bulbe et la moelle.

Chien âgé de six mois. A quatre mois, il fut pris de la maladie, après la guérison on observa une légère trémulation de la patte antérieure gauche. Ce mouvement s'accrut et s'étendit aux pattes de derrière et à la patte antérieure droite. Bientôt les muscles du tronc, du cou, se prennent ainsi que ceux du larynx et de la langue. Ceux des paupières restent indemnes. Faiblesse dans les membres postérieurs. Impossibilité de marcher. Dans les tentatives pour se déplacer, le corps se courbait avec convexité à droite. On examine le chien deux mois après le début du tremblement. Les symptômes n'avaient pas diminué. L'animal paraissait peu souffrir, ne reposait pas et changeait sans cesse de place. Les mouvements sont généralisés. Contractions rapides et soudaines des muscles de toute une région. Muscles droits plus faibles que ceux du côté gauche, d'où l'incurvation du tronc. Jambes de derrière très faibles, l'animal ne pouvait se tenir debout. Pas de faiblesse appréciable des muscles de la tête et des mâchoires. Sensibilité très diminuée dans la moitié supérieure du corps, on pouvait enfoncer une épingle profondément sans tirer un cri. Sensibilité diminuée, mais non abolie, dans la partie antérieure du tronc; elle paraissait normale autour des épaules, vers le cou, la tête.

Pas de trouble de la sensibilité spéciale, pas de paralysie des sphincters. Cessation des mouvements sous l'influence de l'éther.

L'animal endormi, on pratique une section de la moelle sous l'occiput, respiration artificielle. Les mouvements des muscles de la mâchoire, de la face, de la tête et du larynx reparaissent au réveil; on ne vit aucun mouvement dans les régions innervées par la moelle au-dessous de la section pendant les quatre ou cinq minutes de survie.

Autopsie. — Cœur sain, ainsi que tous les organes internes. Muscles sains à l'examen microscopique.

Rien dans les ganglions cérébraux ni dans les autres points des hémisphères. La moelle, la moelle allongée et le cervelet présentent des altérations profondes.

Tout d'abord, l'examen de la moelle aussitôt après la mort révéla peu de choses. Ni congestion, ni ecchymose. La substance blanche était de coloration et de consistance normales, les cellules des cornes antérieures paraissaient un peu gonflées et vaguement granuleuses, mais sans pigment.

Cependant, après durcissement, on trouva de graves lésions. *La modification la plus apparente consistait en une infiltration par places de petites cellules lymphoïdes rondes allant jusqu'à* 75 millimètres. Pas de nucléole dans la plupart de ces cellules; dans quelques-unes, au contraire, il était très développé. Dans la substance blanche les cellules *étaient agglomérées par places dans le cordon atteint :* l'infiltration était plus uniforme dans la substance grise. Dans les deux substances les amas de corpuscules *répondaient au trajet des vaisseaux à travers les septa.* Partout où l'on faisait une section au sein de ces masses, *on trouvait au centre un vaisseau.* En certains endroits où l'infiltration était considérable, on distinguait à peine les cellules spéciales. Ici on trouvait les cellules rondes dans la gaine périvasculaire, plus loin elles étaient hors de la gaine au sein du tissu.

Dans la substance blanche, ces amas cellulaires étaient disséminés au milieu des fibres, et en certains points occupaient plus de place que ces dernières. En quelques uns, l'élément nerveux paraissait détruit. Traitées par le carmin, ces cellules ressemblaient aux globules blancs du sang, elles en avaient la forme et les dimensions. Sur quelques coupes, on voyait ces cellules dans la paroi des vaisseaux, comme dans le processus de diapédèse; d'où la conclusion que ces corpuscules étaient des globules blancs du sang et qu'il s'agissait d'une infiltration de leucocytes.

Dans quelques points où ces cellules étaient disséminées parmi les fibres nerveuses, on en voyait de forme ovale ou anguleuse qui étaient plus grandes et plus nombreuses que dans une moelle normale. D'après ces formes transitoires, elles paraissaient résulter du développement des corpuscules infiltrés; ailleurs, l'apparence était plutôt celle d'une prolifération des noyaux de la névroglie.

Dans les points infiltrés, la substance grise présentait un peu de dégénérescence granuleuse et un aspect légèrement œdémateux.

Les cellules nerveuses étaient saines en plusieurs régions, *granuleuses* dans beaucoup d'autres. Ici elles étaient entourées de leucocytes. Parfois la cellule avait perdu ses prolongements : elle avait son contour bien défini, sa substance granuleuse, le noyau distinct. A côté se trouvaient des cellules saines : on ne pouvait donc attribuer ce résultat au durcissement.

L'examen de la moelle pratiqué au niveau de chaque paire nerveuse fit voir que ces altérations s'étendaient à toute la hauteur. L'intensité variait suivant les points; mais d'une façon générale, la substance nerveuse était profondément désorganisée. Dans les endroits les plus simples, on voyait la *gaîne périvasculaire gonflée, distendue par des leucocytes*, puis les cellules se répandaient dans la substance nerveuse, formaient des amas, et sur leur trajet, çà et là, on constatait une prolifération des éléments de la névroglie. En certains points, les tubes nerveux étaient en dégénérescence ou même avaient disparu.

Ces lésions occupaient indistinctement toutes les parties de la moelle, cependant elles prédominaient à gauche et se montraient plus fréquentes *dans les cordons latéraux* et *vers la commissure grise.*

Dans la moelle allongée, il existait des lésions de même nature, c'est-à-dire consistant en une grande infiltration de la substance nerveuse. Les colonnes blanches étaient envahies, quoique à un degré moindre que dans la moelle. Les pyramides antérieures au-dessus de la décussation étaient saines, mais *en dehors de la pyramide gauche, l'infiltration cellulaire était très étendue.* Au-dessous de la décussation de la colonne postérieure gauche, l'infiltration était plus considérable encore.

Les altérations, dans le cervelet, étaient disséminées irrégulièment dans tous les points.

Nous sommes donc en face de lésions bien déterminées, qui nous permettent d'interpréter les diverses particularités de l'observation : la faiblesse, les paralysies notées pendant la vie, les troubles de la sensibilité; d'autre part, les altérations du bulbe rendent bien compte de l'existence de mouvements convulsifs dans la tête et de leur persistance après l'opération, puisque le couteau avait porté au-dessous de cette région. En outre, nous ne sommes pas de l'avis de M. Gowers et Sankey en ce qui concerne la suspension des mouvements choréiques dans les membres. Ils invoquent l'ictus traumatique, et paraissent admettre que s'ils avaient attendu un certain temps, les mouvements auraient reparu. Il ne nous paraît pas absolument prouvé que les choses se seraient passées ainsi, car la cause des mouvements anormaux pouvait très bien se trouver aussi dans la protubérance ou le bulbe. Au reste, cette question ne sera tranchée sûrement que dans l'avenir.

Observation II

Due à l'obligeance de M. PIERRET

Chorée canine. — Intégrité des muscles et des nerfs musculaires. — Myélite miliaire disséminée. — Exsudats périvasculaires.

En 1881, M. Pierret fit à l'Ecole vétérinaire de Lyon l'autopsie d'un jeune chien choréique. Les mouvements observés s'étaient montrés dans les quatre membres, et il existait un peu de paresse du train de derrière.

Autopsie. — A l'état frais on ne constate aucune altération appréciable des muscles, des nerfs ou du système nerveux central, moelle, bulbe, cerveau.

Muscles. — Les muscles sont examinés à l'état frais ou après avoir été exposés aux vapeurs d'acide osmique.

Ils sont reconnus sains. Les *nerfs musculaires* ont été recherchés avec le plus grand soin et examinés aussi près que possible de la fibre. *Ils ont paru tout à fait sains.* Les *plaques terminales* ont paru normales.

Les faisceaux nerveux intra-musculaires et les racines antérieures examinées à l'aide des mêmes procédés ne présentaient aucune altération appréciable.

Moelle épinière. — La moelle a été examinée après durcissement complet dans le bichromate d'ammoniaque.

Des coupes ont été pratiquées dans toutes les régions et ont permis de constater les lésions suivantes.

En premier lieu, on remarquera qu'une certaine quantité de préparations présentaient les caractères de l'état normal, en sorte que si l'on s'était borné à leur examen on eût pu croire que la moelle épinière était exempte de lésions pathologiques.

Les altérations se montraient, au contraire, très nombreuses sur d'autres préparations appartenant à toutes les régions de la moelle. En revanche, elles sont *extrêmement* petites. Ce sont des *foyers de myélite*.

La forme des foyers est arrondie ou *anguleuse*. Dans ce dernier cas, on trouve un vaisseau au sommet de l'angle, et ce vaisseau est *entouré d'une sorte de gaine d'éléments àrrondis.*

Cette infiltration de noyaux, soit autour des vaisseaux, soit dans les carrefours névrogliques, est un des caractères les plus importants de cette inflammation, et permet de la rapprocher des myélites que l'on observe dans la diphthérie, la syphilis, la tuberculose et certaines fièvres éruptives. Au milieu de ces foyers, la substance blanche est détruite ou irritée, et en certains points elle semble avoir disparu par une *sorte de fonte granuleuse*, qui n'est pas sans analogie avec les foyers de *désintégration décrits par Clarke dans la chorée.*

D'ailleurs, les phénomènes d'exsudation et de diapédèse si évidents autour des vaisseaux n'ont guère pu se traduire sans quelques phénomènes de stase ; en sorte qu'on peut, comme dans la diphthérie et la syphilis, songer à un processus mixte dans lequel les phénomènes d'inflammation *périvasculaire entraînent quelquefois des troubles ischémiques* (Pierret).

Le caractère irritatif du processus est aussi indiqué par le fait de la *tuméfaction des cylindraxes.* Cette dernière lésion s'observe surtout dans les cordons latéraux.

Les cornes antérieures sont généralement saines, cependant quelques petits foyers de myélite confinent à la corne antérieure, et il est probable que si l'on débitait toute la moelle on finirait par rencontrer quelques points des cornes antérieures où les lésions ressembleraient à celles de la paralysie infantile du chien (Bochefontaine).

Dans les régions où les traces d'inflammation sont peu accusées on rencontre quelquefois un seul vaisseau coupé en long, ou *perpendiculairement à son axe et complètement entouré d'éléments embryonnaires.*

Les méninges sont quelquefois un peu enflammées et les *espaces pie-mériens sont infiltrés d'éléments migrateurs*.

En résumé, on obtient dans toute l'étendue de la moelle une *myélite miliaire exsudative et périvasculaire*. Les lésions sont disséminées sans aucun ordre et sont trop petites pour entraîner des dégénérescences secondaires appréciables.

Le bulbe et le cerveau *ont été reconnus sains*, mais il est impossible d'affirmer qu'en certains points il n'existe pas de petites lésions inflammatoires. Pour affirmer leur absence, il eût fallu débiter tout le cerveau, ce qui est matériellement peu praticable.

Ces deux observations nous paraissent absolument identiques et nous sommes heureux de constater l'exacte ressemblance des descriptions de M. le docteur Gowers et de M. Pierret.

A eux seuls, et en dépit de toutes les constatations négatives que l'on pourrait rencontrer, ces deux cas suffiraient à démontrer.

1° Que chez le chien, la chorée infantile est due à une inflammation du système nerveux ;

2° Que cette inflammation possède des caractères spéciaux qui doivent attirer l'attention sur les causes de la maladie des jeunes chiens dont la chorée n'est qu'une des manifestations, et même l'une des moins dangereuses. (Pierret).

Par analogie, il serait déjà possible de penser que dans certains cas au moins les chorées infantiles, qui chez l'être humain se compliquent de parésies ou d'anesthésies, d'état fébrile passager sont plus ou moins comparables à la maladie des jeunes chiens, et peuvent hypothétiquement être attribuées à des lésions de même ordre.

La science ne possède pas encore, il nous semble, de faits de ce genre; mais, en recherchant un peu partout, il est assez facile de montrer certains faits connus ou inédits rentrant dans la catégorie des faits que nous invoquons.

Observation III

Due à l'obligeance de M. PIERRET

Aliénation mentale. — Chorée. — Nombreux foyers de myélite vasculaire disséminés dans la moelle. — Cerveau sain.

Une malade, entrée comme aliénée, choréique franche depuis longtemps, dans le service de M. Moreau (de Tours) à la Salpêtrière, y mourut dans le cours de l'année 1874.

L'examen de la moelle fut confiée à M. Pierret, et voici ce qu'il reconnut.

Dans toute la hauteur de la moelle on rencontre, disséminés de la façon la plus irrégulière, une très grande quantité de petits foyers de myélite. Ces points d'inflammation ancienne n'ont rien de commun avec la sclérose en plaques. Le tissu néoformé est vasculaire, les vaisseaux sont épaissis, et quelques-uns se sont dilatés.

Le forme des foyers est aussi trés caractérisée. Ils sont angulaires, et chaque angle est pourvu d'un vaisseau ; il paraît évident que les vaisseaux ont joué un grand rôle dans le processus initial.

Les dimensions des foyers sont extrêmement faibles, en sorte qu'en dessous ou au-dessus d'eux, on ne peut constater de tendance aux dégénérescences secondaires.

Ils sont disséminés dans les cordons latéraux et postérieurs, et leur nombre est tel qu'il est impossible de songer à les classer.

Le cerveau était sain.

On voit les points de ressemblance qui existent entre cette observation et celles de chorée canine; comme dans les deux cas précédents, nous sommes en présence de petits foyers de myélite en rapport avec des vaisseaux. Seulement, il s'agit ici d'une lésion ancienne, et nous trouvons du tissu néoformé; la marche du processus a dû être très lente.

Il n'en est pas toujours ainsi, et, dans l'observation qui va suivre, les lésions ont un caractère plus franchement inflammatoire.

Observation IV. — MEYNERT

Chorée généralisée. — Lésions inflammatoires des corps opto-striés et de la moelle.

24 *janvier* 1866. — Meurt dans la clinique d'Oppolzer une jeune fille de seize ans, non réglée, avec les symptômes de la petite chorée et d'un œdème pulmonaire survenu dans le dernier stade. La maladie débuta par de fortes lancées dans le bout des doigts, et des douleurs autour des cinquième et sixième vertèbres dorsales, puis douleurs dans la langue, grande faiblesse et insomnie. A l'auscultation, souffle systolique dans les deux ventricules. Les membres sont en mouvement, l'avant-bras en pronation, supination, adduction et abduction, les yeux roulent, le visage rit ou pleure, la bouche s'ouvre et se ferme, la mastication est difficile, la respiration libre, le langage incompréhensible.

Autopsie. — Dure-mère fortement tendue; un peu de sang fluide dans le sinus de la faux, Méninges internes délicates, anémiées sèches, circonvolutions un peu aplaties. Moelle assez congestionnée, comme humide; dans le ventricules, quelques gouttes de sérum. La substance des trois ganglions centraux ramollie et un peu œdématiée.

L'écorce du cervelet, de la corne d'Ammon, du cunéus est normale, sauf un peu d'injection des vaisseaux. Mais dans la couche interne de l'écorce de ces circonvolutions, il y a une plus riche injection. Les vaisseaux, pleins de corpuscules grisâtres, semblent être remplis d'un cylindre de cire (masses colloïdes de Weld suites de congestion, de stase, et d'agglomération des globules sanguins altérés). A la convexité de l'écorce cérébrale, la zone corticale est hypérémiée, ses éléments conjonctifs sont augmentés, le protoplasma des corpuscules nerveux a disparu, et leurs noyaux ont une forme ovale.

Insula, mêmes altérations plus avancées, prolifération des noyaux. *Avant-mur*, altérations très marquées des éléments figurés fusiformes. Mêmes altérations dans la substance grise des masses ganglionnaires centrales. On y trouve des amas de granulations opaques. Le pourtour de l'aqueduc de Sylvius est également altéré. Les noyaux d'origine du moteur oculaire commun, du facial et de l'hypoglosse sont respectés.

Dans la substance des ganglions centraux, en dedans de la capsule interne, multiplication de noyaux dans un tissu interstitiel dissociant les faisceaux nerveux.

Altération de la moelle : les vaisseaux sont engorgés, épaissis par places. En dedans des cordons antéro-latéraux, les trabécules du reticulum sont épaissies, et formées de substance granuleuse, et semblent avoir subi une légère dégénérescence grise.

Observation V. — ELISCHER

— *Virchows' Archiv.* 61e vol. — RÉSUMÉ —

Mouvements choréiques dans les muscles de la face, de la langue, dans le membre supérieur droit et le membre inférieur gauche. — Altérations de nature inflammatoire dans les nerfs périphériques, la moelle, le cerveau.

Anna C..., vingt-deux ans, ouvrière, entre à l'hôpital le 25 février 1873. Première attaque de chorée à l'âge de huit ans, qui céda facilement. Deux rechutes à l'âge de seize ans, la dernière dura six semaines. En 1870, première grossesse. Réapparition de la chorée au sixième mois ; les accidents durent jusqu'à la délivrance.

En décembre 1872, au cinquième mois d'une seconde grossesse, les mouvements choréiques reparurent. Elle se présente à l'hôpital à la date citée plus haut.

La malade est pâle, amaigrie. L'auscultation ne révèle rien aux poumons. Au cœur, bruits bien accentués, sans souffle.

Grande agitation musculaire, plus marquée à droite. Convulsions des muscles de la face, de la langue. Langage inintelligible. Mouvements incessants dans le *membre supérieur droit* et dans le *membre inférieur gauche.* La malade réagit vivement quand on la touche.

28 *février* 1873. — Surviennent des douleurs utérines; trois heures après, accouchement spontané d'un fœtus de huit mois, très cyanosé et mort.

Les convulsions diminuent un peu d'intensité avec l'involution utérine. Temp., 38,4. P., 100.

29 *février.* — Nouvelles crises intermittentes. Lochies normales, T. S., 38,4. P., 100.

2 *mars.* — T. M., 38,4. P., 100. Les lochies tardent ; de nouveau, fortes crises. T. S., 40,8. Impossible de compter le pouls. Lochies de mauvais aspect, d'odeur infecte.

3 *mars.*— T. M., 39,8. P., 100. Flux vaginal comme la veille, avec débris gangréneux. La malade est apathique, la paupière gauche tombe plus que la droite. Pupilles également dilatées. Membres inférieurs fortement fléchis : le droit seul peut s'étendre sans trop d'effort.

Pas de réflexe quand on chatouille la plante du pied droit, crises violentes quand il s'agit du pied gauche. Respir., 38 ; grande dyspnée.

Le soir, hémiplégie droite, coma dans la nuit; mort.

Autopsie. — Hypérémie et œdème cérébral, hypérémie de la

substance grise de la moelle spinale. Pneumonie hypostatique gauche, bronchite à droite. Epithélium des reins granuleux et tuméfié. Endométrite puerpuérale.

L'examen microscopique a porté sur les nerfs médian et ischiatique droit à leur plus grande épaisseur, sur la moelle et le cerveau.

Altération des nerfs périphériques. Les nerfs malades se différencient des nerfs sains à l'œil nu, par leur couleur, leur forme et leur épaisseur.

Tandis que le médian normal est rond, le nerf malade est l us grêle, aplati, dur.

L'aplatissement s'explique en ce que les faisceaux qui composent le nerf sont en plus petit nombre (trois à quatre) et présentent la disposition suivante : les deux plus externes sont elliptiques, les antérieurs et les postérieurs ronds, mais environ quatre fois plus petits que les latéraux.

Le nerf normal est un cordon gris blanc, à reflets rougeâtres, d'autant plus blanc qu'il est plus grêle. Le nerf touché par la chorée est d'un gris sale, tirant sur le jaune. Cette altération de la couleur doit être attribuée au tissu conjonctif et au riche tssu graisseux qui en dépend.

On obtient facilement des coupes sur des préparations durcies de préférence en peu de temps ; et avec quelques précautions, on comprend habituellement un faisceau antérieur et un faisceau latéral dans une coupe transversale très mince.

Sur ces coupes, on trouve les faisceaux nerveux englobés dans du tissu conjonctif fibreux et résistant, à la périphérie duquel adhèrent quelques vésicules adipeuses isolées. On peut y voir une foule de noyaux fusiformes. Ce tissu conjonctif fibreux envoie vers le centre du faisceau nerveux deux petites cloisons ou davantage, qui pénètrent dans la névroglie en se divisant dichotomiquement. Ces cloisons, aussi bien que la névroglie, présentent dans nos préparations une richesse étonnante en noyaux finement granulés, qui sont plus gros et plus agglomérés dans certaines parties, notamment dans les terminaisons apparentes des cloisons. Les mailles isolées de la névroglie sont, dans ces points, plus dures et plus brillantes.

Quant à la substance propre des nerfs, on voit facilement que la surface extérieure de quelques tubes nerveux paraît couverte d'une légère couche de poussière, que celle de quelques autres a l'aspect vitreux, et qu'elle ne trouve pas sa place dans les mailles du réseau qui l'enveloppe. Dans aucun de ces tubes nerveux ainsi altérés, on ne peut voir nettement un cylindre-axe. Dans les tubes à aspect vitreux, ce dernier manque entièrement, et dans ceux qui paraissent poudrés, on ne voit qu'une teinte plus sombre, comme un noyau qui se fond insensiblement.

Par places, enfin, la myéline semble complètement sortie des mailles du réseau, ce qui doit être regardé comme une altération de la consistance de la myéline.

Dans quelques fentes du tissu conjonctif fibreux, on trouve en grand nombre de petites extravasations sanguines, dans lesquelles les globules sanguins discoïdes sont parfaitement visibles, et qui deviennent confluentes et forment des îlots d'une couleur allant du vert bouteille au jaune rouillé.

Les mêmes altérations se retrouvent sur le nerf sciatique pris sur le membre choréique ; mais elles y sont plus marquées à cause de la différence de volume et de consistance que présente ce nerf avec le nerf médian. Les faisceaux nerveux, au nombre de vingt environ dans le nerf à son origine, sont réduits de huit à treize. (Ce dernier chiffre est pris sur une coupe transversale du nerf à sa sortie de l'échancrure sciatique.) Les faisceaux, plus elliptiques, lui donnent de même une forme aplatie, et le riche tissu graisseux qui l'entoure le fait paraître d'un jaune brillant. Les vaisseaux nourriciers gorgés de sang, expliquent les extravasations sanguines dont nous avons parlé plus haut et qui se font entre les fibres de tissu conjonctif. De nombreux noyaux fusiformes rendent le tissu conjonctif très dur, et la richesse, en noyaux, de la gaine de Schwann ne peut être comparée qu'à la multiplication des noyaux qui se produit dans la paralysie infantile.

Altérations dans la moelle épinière. — La congestion vasculaire et l'épaississement avec induration des méninges rachidiennes indiquent un processus inflammatoire de longue durée. A l'examen microscopique, on trouve des altérations dans les vaisseaux sanguins, dans le canal central, et dans les substances blanche et grise de la moelle.

Les vaisseaux sainguins qui accompagnent les septula, et ceux qui parcourent la moelle dans sa longueur (veines latérales) vont en serpentant, c'est-à-dire qu'ils sont allongés et épaissis: l'épaississement se fait surtout aux dépens de l'adventice, qui présente, comme les capillaires des septula, une riche multiplication de noyaux.

La présence de sérosité dans le canal central, combattue par quelques auteurs, admise par d'autres, est confirmée dans ce fait. Non seulement on trouve dans la lumière du canal des coagula semblables à des flocons de fibrine, mais on voit aussi le revêtement épithélial présenter le même aspect, que celui des ventricules latéraux dans l'hydrocéphalie chronique. On ne peut reconnaître les cils de l'épithélium qu'à une légère couche de poussière recouvrant le bord libre, analogue à celle de l'épithélium de l'intestin grêle. Quelques cellules epithéliales et surtout celles des couches profondes ont deux ou trois noyaux, d'où un aspect finement granulé. Le feutrage de tissu conjonctif qui entoure le canal central est plus dur, rappelle le tissu cartilagineux réticulé et présente sur les faces latérales du canal des amas de noyaux.

Dans la substance grise nous trouvons une disposition bizarre. Les quatre groupes importants de cellulles ganglionnaires, à savoir les trois des cornes antérieures, et le plus gros qui correspond à la colonne de Clarke dans les cornes postérieures, sont absolument isolés les uns des autres par du tissu conjonctif qui les entoure comme un anneau. Avec un Hartnack n° 10 à immersion on peut reconnaître quelques noyaux disséminés dans ce tissu conjonctif, noyaux qui augmentent dans la substance gélatineuse de Rolando.

Abstraction faite de la richesse en noyaux des septula et des globules sanguins qui remplissent les vaisseaux, la substance blanche des cordons antérieurs est intacte partout où l'on peut encore distinguer facilement des cylindraxes. Quant au tissu des *cordons latéraux et postérieurs, il est entièrement feutré, dur, granuleux et parsemé de noyaux.* Les nerfs émanant de la moelle ont en petit l'aspect des nerfs médian et sciatique.

Cerveau. — Une coupe verticale et antéro-postérieure du corps strié, de la couche optique et de la capsule interne, faite dans le cerveau malade, et comparée à une coupe semblable faite sur un autre cerveau, permet de bien voir la différence de densité et de coloration du tissu conjonctif, et l'état des vaisseaux et des cellules nerveuses nous obligera plus d'une fois, dans le courant de notre examen, à nous souvenir de l'état puerpuéral qui accompagnait notre chorée. Suivons d'abord les artères sylviennes qui, de l'insula, se ramifient jusque dans le corps strié. Nous les trouverons, sans parler de leur engorgement et de leurs sinuosités, jaunes, ternes, renflées en massue par places, et plus ou moins étranglées entre deux renflements. Leur tunique la plus importante, l'adventice, ne présente pas ses éléments réguliers, fusiformes, à noyaux ovales et longs; ils sont remplacés par des éléments rappelant en tous points les cellules fusiformes, de couleur brun-noirâtre, superficiels ou profonds, disposés tantôt sur un côté, tantôt sur toute la surface, et faisant l'effet de cellules conjonctives incrustées, irrégulièrement allongées, et recouvertes d'une série d'élevures friables. La tunique interne se présente sous la forme d'une bandelette très délicate, ondulée, qui se distingue de la tunique moyenne.

Dans les vaisseaux dont nous parlons, c'est l'extérieur et la tunique adventice qui sont altérés; dans les vaisseaux de la couche et du noyau lenticulaire, c'est, au contraire, la tunique interne qui est la plus malade. Par places, elle paraît recouverte d'une fine poussière jaune; on y voit, surtout aux points de bifurcation, des petits tas de molécules jaunes, par groupes de deux ou trois. Souvent l'artère reste libre et perméable, souvent aussi son calibre est réduit à l'épaisseur d'un cheveu, et il s'y rassemble une masse de *globules blancs et de globules rouges du sang qui peuvent émigrer dans les tissus périvasculaires et dans la myéline*, ou *amener l'obstruction des vaisseaux avec toutes ses conséquences.*

On trouve dans la couche optique de nombreux vaisseaux remplis de caillots fibrineux peu denses, rétractés, de bouchons où l'on voit çà et là des stries irrégulières, prélude d'une organisation commençante. A d'autres places, le bouchon est enveloppé de globules sanguins à contour intact. Autour de ces bouchons, la paroi des vaisseaux est épaissie, renflée et fendillée çà et là, et nous n'avons pas à chercher bien loin, en présence de ces altérations, pour trouver les espaces *périvasculaires gorgés d'une masse de corpuscules granuleux, jaune-rouille qui refoulent le tissu nerveux.*

Examinés plus attentivement, ces amas contiennent encore quelques globules sanguins, réduits en morceaux, pour la plupart, ou réunis en peloton. Si l'on examine les lamelles de la tunique interne contiguës au bouchon, l'idée d'un petit anévrysme disséquant vient involontairement à l'esprit.

En présence de ces altérations des vaisseaux, il est bien évident que nous allons en trouver de profondes dans le tissu conjonctif et les éléments nerveux voisins. Le tissu conjonctif des faisceaux nerveux est dépourvu de ces lignes délicates frappantes qu'on trouve dans le cerveau normal; ses fibres sont plus fortes; on y voit de gros noyaux grossièrement granulés, et se colorant mal par le carmin. Entre eux on trouve de grosses cellules fusiformes étoilées figurant des points d'appui. Sur le bord des lacunes qu'elles forment, on voit çà et là des *éléments cellulaires du volume* et de la forme d'un *globule blanc du sang.* En même temps que les altérations vasculaires, on voit se former de petits dépôts rayonnés, moléculaires, rappelant la forme des cellules ganglionnaires; ces dépôts, formés de pigment brun-rouille, s'incrustent autour des vaisseaux et dans le tissu nerveux.

Ils proviennent incontestablement des vaisseaux, dans les plus grosses branches desquels la pigmentation, dont nous avons parlé, précède les cellules devenues bosselées. Ces dépôts de pigment s'étendent depuis la tête du corps strié jusqu'au pied du pédoncule cérébral.

De leur disposition en fines molécules, et de leur couleur, il faut conclure que ces éléments pigmentés ne sont pas d'origine récente, et qu'ils sont proches voisins des cellules ganglionnaires.

Dans le cerveau normal, le protaplasma des groupes de cellules des pédoncules cérébraux et de la moelle allongée est plus ou moins pigmenté, mais ses contours restent précis et nettement dessinés. Dans le *cerveau choréique*, les granulations pigmentaires remplissent les cellules ganglionnaires à tel point, qu'elles semblent avoir détruit tout le protoplasma et pris sa place. On ne peut voir le bord du corps de ces cellules ganglionnaires, mais le pigment, qui épargne le noyau central, permet de distinguer toutes les divisions des prolongements ganglionnaires au moyen de ses fines granulations dont on ne peut isoler les molécules qu'avec l'objectif à immersion. Les espaces péricellulaires des grandes cellules ganglionnaires du corps strié sont très réduits ; ces cellules ne sont pas pigmentées, et plus elles sont voisines des territoires vasculaires, où sont marquées les altérations que nous avons décrites précédemment, plus elles sont déformées. Quelques-unes ont un noyau avec des nucléoles qui se fondent insensiblement, et sont massives, comme bosselées ; d'autres sont pleines de particules graisseuses, sans noyau : ce sont les cellules ganglionnaires opaques de Meynert.

Dans quelques lacunes du tissu de l'avant-mur se trouvent de grandes cellules avec deux noyaux. L'un d'eux présente habituellement un nucléole, quelquefois deux ou trois petits, pourvus de protoplasma finemeut granulé; ni dans la couche optique, ni dans le corps strié, nous n'avons pu trouver de mode semblable de prolifération.

Dans le cervelet et l'écorce cérébrale, pas d'altération remarquable.

Toutes les altérations précédentes sont d'origine ancienne; autour des vaisseaux on voit à l'œil nu des points brillants, qu'on reconnait être au microscope des amas de globules blancs de sang, et des *globules* blancs. Ces éléments se groupent de préférence autour d'un vaisseau collatéral, les uns sont intacts, les autres fragmentés et encastrés dans les mailles du tissu conjonctif. Les cellules propres de ce tissu sont aussi fendillées, elles paraissent rongées et beaucoup ne sont reconnaissables qu'à leurs nombreux petits noyaux accolés. Dans les points où les vaisseaux sanguins n'émettent point de branches collatérales, et spécialement dans l'écorce cérébrale, on trouve des *emboli* récents, formés de globules rouges et de globules blancs qui se colorent fortement en rouge par le carmin ; ces emboli obturent complètement la lumière du vaisseau.

Ces altérations des éléments nerveux et des vaisseaux sanguins des gros ganglions centraux et de l'insula sont dues à des *métamorphoses régressives* qui se revèlent sous formes de *dégénérescence graisseuse*, *amyloïde et pigmentaire*, et à des extravasations sanguines causées par ces métamorphoses.

Les amas de fines molécules, l'état graisseux, l'aspect opaque, à éclat faible, sans élégance, bosselé et enfin la prédominance du pigment dans quelques cellules ganglionnaires justifient assez bien l'idée d'une métamorphose qui s'étend jusqu'aux dernières limites des vaisseaux, qui affecte spécialement la tunique interne, et qui se caractérise par la formation de granulations à l'intérieur ou à l'extérieur.

Quant à savoir si les globules de pus trouvés dans le tissu nerveux autour des vaisseaux dépendent du processus choréique ou puerpéral, il est difficile de se prononcer; peut-être s'agit-il du dernier.

L'auteur fait suivre cette observation de quelques réflexions :

« Nous sommes conduits, dit-il, à conclure de ce cas, quoiqu'il ne soit pas typique, qu'on ne peut pas localiser dan un organe seul la cause anatomique de la chorée.

Ce que nous avons trouvé dans les parties que nous avons examinées (nerfs périphériques, moelle et masses ganglionnaires centrales du cerveau) montre que le processus de la maladie est *diffus* et dépend d'accidents *irritatifs*. »

Cette observation nous présente une réunion des diverses lésions notées dans les cas qui précèdent. A côté de points où la sclérose est avancée, on voit des altérations d'origine récente ; ce sont les différents stades de l'inflammation : congestion, infiltration périvasculaire des éléments lymphatiques, prolifération des éléments de la névroglie, et enfin dégénérescence nerveuse. On les trouve surtout dans les corps striés, dans la moelle, autour du canal épendymaire et dans les cordons latéraux et les cordons postérieurs. Dans les membres affectés de tremblement, les nerfs eux-mêmes sont gravement compromis. Cette dernière particularité est à retenir et à rapprocher d'un fait rapporté par M. Pierret à la Société de Médecine de Lyon et dont il fut témoin dans le service de M. le docteur Vulpian. Dans ce cas, un tic convulsif du nerf moteur oculaire commun avait pour cause un noyau tuberculeux développé sur ce cordon nerveux.

Observation VI

Sur les altérations des centres nerveux dans un cas de chorée avec aliénation mentale, par C. GOLGI

Résumée dans la *Revue de Hayem*, par A. PITRES

— *Rivista clinica di Bologna*, dec. 1874 —

Mouvements choréiques généralisés. — Troubles mentaux. — Périencéphalite. — Lésions inflammatoires des corps optostriés. — Dégénérescence des cordons latéraux et des cordons de Goll.

Un homme de quarante-deux ans présentait depuis dix ans des mouvements choréiques désordonnés et des troubles graves de l'intelligence.

Au début, la chorée avait été intermittente et s'était accompagnée d'excitation maniaque. Quelques années plus tard, les mouvements devinrent continus et envahirent tous les muscles de la vie de relation. En même temps, perte de la mémoire, affaiblissement des facultés intellectuelles. Le malade mourut d'une pneumonie suppurée.

Autopsie. — On trouve dans les centres nerveux des lésions très avancées et très complètes. Dure-mère épaissie, tapissée par une fausse membrane qui recouvre toute la partie antérieure et supérieure de l'hémisphère droit. Pie-mère louche, épaissie. Circonvolutions frontales petites, atrophiées. Corps opto-striés diminués de consistance et présentant dans leur tissu des îlots gris d'aspect gélatineux. Au microscope on trouve les parois des vaisseaux des circonvolutions frontales épaissies ; le tissu conjonctif interstitiel plus abondant qu'à l'état normal; les cellules nerveuses sont atrophiées, granuleuses, chargées de pigment, et quelques unes ont un aspect homogène amorphe. Dans les corps striés, les cellules sont profondément altérées, elles sont atrophiées, et plusieurs ont subi la dégénérescence ciliaire. Les éléments conjonctifs ont subi une énorme prolifération. Dans le cervelet qui paraissait sain à l'œil nu, on rencontre un certain nombre de cellules de Purkinje transformées en blocs calcaires. La moelle présente une sclérose des cordons latéraux et des cordons cunéiformes de Goll.

Dans ce cas encore, les lésions portent sur les corps striés, les cordons latéraux, les cordons postérieurs. Toutefois, l'exagération des phénomènes convulsifs coïncidant avec l'aggravation des troubles mentaux, autorise peut-être à attribuer aux altérations corticales le rôle prépondérant dans la genèse du tremblement choréique. Ce sont des faits analogues que vient de publier M. Demange : les modifications organiques étaient réunies à la périphérie du cerveau.

L'observation qui suit, de Cl. de Boyer, offre beaucoup de ressemblance avec la précédente : avec des traces de méningo-encéphalite ancienne, il existe des altérations de la partie profonde des cordons latéraux.

Observation VII. — CL. DE BOYER

— *Bull. Soc. Anat.*, t. XX, p. 548. —

Chorée généralisée, surtout marquée à droite.— Légers troubles intellectuels.— Méningo-encéphalite diffuse. — Méningite spinale. — Lésions inflammatoires du cordon antéro-latéral droit.

V..., Augustine, sept ans, entre, le 19 mars, pour une attaque de chorée existant depuis trois semaines et ayant débuté par les jambes avant de se généraliser. Jamais de *fièvres éruptives ni de rhumatisme*. Une première attaque de chorée a duré deux mois, s'est accompagnée de palpitations dont l'enfant souffre depuis.

État actuel : *hémichorée droite*, quelques mouvements persistant à gauche ; vision conservée, aucun trouble vocal ; intelligence très nette, insuffisance mitrale.

Subitement, le 13 avril, dyspnée considérable avec angoisses, douleur pécordiale, petitesse du pouls, etc. On trouve une péricardite et, onze jours après, une augmentation de l'endocardite. Les mouvements choréiques avaient disparu dès le début de la péricardite. Douleur dans le plexus brachial.

Vers le commencement de juillet, changement dans l'état mental.

L'enfant était plongé dans une *réserve triste*, *pleurait à tout propos*, paraissait, dans son sommeil, avoir des cauchemars ; le jour, cessait de jouer, ne quittait pas le lit, comme engourdie.

Elle comprenait mal les questions qu'on lui adressait, faisait un effort visible pour retrouver ses idées ; ses réponses brèves témoignaient d'une grande faiblesse intellectuelle.

Tels étaient les seuls troubles du côté des centres nerveux, ni anesthésie ni *paralysies localisées*. Pupilles normales, ainsi que le fond de l'œil.

27 *juillet*. — La malade mourut presque subitement.

Autopsie (vingt-quatre heures après). — Cœur un peu hypertrophié, avec rétrécissement des cavités. *Endocardite végétante*. Adhérences aréolaires du péricarde. Aspect gras du cœur, qui présente quelques taches ecchymotiques et des fibres dégénérées.

Cerveau. — Liquide céphalo-rachidien en quantité normale. Pas de caillots dans le sinus. La face externe des hémisphères présente, à leur partie antérieure, la trace d'une *méningo-encéphalite diffuse déjà ancienne*. Quand on enlève la pie-mère, on la trouve trouble, épaissie, elle adhère aux couches périphériques grises qu'elle entraîne. La substance corticale est peu friable ; nous avons affaire à une lésion semblable à celle de la paralysie générale, avec cette différence importante que la substance blanche est également diminuée de consistance et ne forme pas de cônes persistants quand on racle la surface des circonvolutions. La masse du cerveau est diminuée de consistance, et cet organe s'affaisse sur la table. Nous n'avons pas trouvé de lésions des artères principales. Nous n'avons trouvé aucune lésion dans les pédoncules cérébraux ou cérébelleux, dans la couche optique, dans le corps strié, dont les coupes ont été examinées *à la loupe ;* nous avons recherché aussi avec le plus grand soin du côté du lobule de l'insula, des tubercules quadrijumeaux ; bref, en tous les points où les auteurs ont cité des lésions, nulle part nous n'avons eu d'altération, sauf à la périphérie : nulle part de tubercules ou d'hydatides.

Bulbe et moelle. — Le bulbe paraissait sain, son volume considérable pour l'âge de l'enfant.

Il existait quelques lésions intéressantes du côté de la *moelle :* 1° une *méningite spinale récente*, siégeant au niveau du renflement cervical et caractérisée par de fausses *membranes gélatiniformes comblant le canal* rachidien, entourant la moelle sans la comprimer; 2° les racines postérieures et leurs ganglions semblaient tuméfiés; 3° à la coupe, la colonne de la substance grise était altérée du côté droit; nous constations, par places, des lacunes, des pertes de substances régnant aussi sur le cordon *antéro-latéral et situées vers la concavité des cornes, dans la substance de Rollando.* Le contenu des lacunes était *diffluent* et nous a montré quelques corps *granuleux*. La corne antérieure du côté droit paraissait aussi plus considérable que celle de gauche, tandis qu'au contraire le cordon antéro-latéral gauche semblait l'emporter sur celui de droite; d'où une légère asymétrie de la moelle, dont la moitié droite semblait moins considérable que la gauche. Ces altérations siégeaient surtout au niveau du renflement dorso-lombaire.

Observation VIII. — DICKINSON

— RÉSUMÉ —

Chorée. — Injection des vaisseaux du cerveau et de la moelle. Dilatation du canal épendymaire par du liquide sanguin.

Marguerite C., dix ans, qui avait eu une attaque de rhumatisme aigu cinq semaines avant, est prise de légers mouvements choréiques le 19 octobre 1875. Terreur de l'enfant, en reconnaissant sur elle-même les symptômes qu'elle avait vus chez une de ses amies morte de chorée. Elle ne pouvait goûter ni repos, ni sommeil.

Le 21 octobre, aggravation considérable du désordre musculaire, on remarque un peu de sang dans ses urines, vive douleur dans la région lombaire de l'épine dorsale. Elle meurt presque subitement.

Autopsie. — Végétations sur les valvules aortique et mitrale.

Au cerveau, congestion intense des vaisseaux, artères et veines, de moyen calibre ; même état dans les corps striés et l'arbre de vie ; dans ce dernier, on voyait une ou deux grandes excavations, représentant des canaux périvasculaires érodés.

Dans la moelle on trouvait des lésions plus rares. Le canal central était dilaté comme jamais on ne l'a vu ; dans les régions cervicale et dorsale, la cavité était remplie d'une matière granuleuse rouge, composée en grande partie de sang altéré. Le canal était vide dans la région lombaire. Dans la région dorsale, le contenu du canal était fortement hématique, les gros vaisseaux très injectés, et, dans la substance grise de chaque côté du canal, traversant les colonnes blanches, les veines étaient très congestionnées. Le sillon antérieur, surtout dans la portion cervicale, était érodé et contenait un liquide sanguinolent.

Observation IX. — DICKINSON

— RÉSUMÉ —

Chorée généralisée. — Injection vasculaire du cerveau et de la moelle. — Altérations inflammatoires légères dans les corps opto-striés et dans la moelle.

Mary C., dix ans, mourut d'une troisième attaque de chorée. Première attaque quatre ans auparavant, à la suite d'une chute dans un étang, guérison parfaite. A la deuxième attaque, les symptômes étaient légers et ne durèrent pas. La troisième attaque eut lieu en 1874. Le 21 mai, une chèvre lui causa une grande frayeur. Le 25, elle est prise de mouvements convulsifs des jambes, puis des bras, qui vont ensuite en augmentant. Elle avait de la difficulté pour parler et pour avaler ; insomnie, fièvre, douleur dans le bas du dos. Pas de rhumatisme antérieurement.

10 *juin.* — A son entrée à l'hôpital, le désordre des mouvements est très grand. Difficulté considérable dans l'articulation

des sons, mais non dans le choix des expressions; celles-ci étaient parfaitement correctes, mais entrecoupées et accompagnées de nombreux efforts et de grimaces. Difficulté pour avaler, due apparemment à des troubles dans les mouvements de la bouche et de la langue; fièvre qui augmenta graduellement. Au cœur, souffle systolique.

Morte trois jours après.

Autopsie. — Végétations de la valvule mitrale.

Système nerveux. — Pas d'hydrocéphalie, léger excès de liquide arachnoïdien. La substance grise était sombre; piqueté très serré de la substance blanche. Au microscope, çà et là, de nombreux vaisseaux artériels et veineux gorgés du sang; l'injection surtout visible dans les artères; dilatation extrême des veines superficielles des corps striés. Quelques-unes des artères qui les traversent étaient entourées par une substance translucide, finement granuleuse ou sans structure, paraissant être une exsudation de liquide sanguin entre la substance cérébrale et les vaisseaux.

Extravasation de sang pur dans la pie-mère et les espaces sous-arachnoïdiens.

Dans la scissure antérieure de la moelle, de grosses artères étaient distendues et englobées au sein d'une masse lâche de corpuscules probablement échappés des vaisseaux non par suite d'une rupture, mais par migration. La substance nerveuse n'avait pas été déchirée par leur extrusion. Dans les régions dorsale et lombaire on voyait une large excavation remplie de débris globulaires et granuleux, située de chaque côté de la commissure, autour des branches artérielles qui viennent de la scissure antérieure. Les lésions périvasculaires étaient moins communes dans la région lombaire; là, des artères dilates traversaient les cornes grises séparées du reste de la substance par un large intervalle rempli d'une matière translucide.

Observation X. — DICKINSON

— RÉSUMÉ —

Chorée. — Vive injection capillaire, extravasation sanguine dans les gaines périvasculaires du cerveau et dans la substance médullaire.

Fille de sept ans, sans antécédents rhumatismaux, morte au vingt-quatrième jour d'une chorée grave ; pour toute étiologie, on notait qu'elle s'était mouillée la veille de l'apparition des symptômes.

Autopsie. — Végétations de la valvule mitrale.

Cerveau. — Les sinus de la dure-mère étaient remplis de sang, avec quelques caillots. Surface extérieure du cerveau congestionnée.

Examen après durcissement dans l'acide chromique.

Au cerveau, l'injection porte sur les diverses catégories de vaisseaux, mais est surtout marquée dans les artères et dans les veines d'un diamètre de 1/150 de pouce environ et s'étend jusque dans leurs ramifications capillaires. Injection capillaire très nette dans les couches optiques. Il n'y avait pas d'extravasation ni de changement périvasculaire ; en un ou deux endroits le sang avait fait irruption des vaisseaux distendus dans la gaine enveloppante.

La moelle était un peu moins congestionnée. Quelques vaisseaux largement dilatés allaient de la substance blanche dans la substance centrale grise. On voyait des traces d'hémorragie dans les régions dorsale et lombaire. En certains endroits de ces deux portions, la substance grise avait été déchirée ou détruite par places, au centre de chaque corne, mais symétriquement de chaque côté. Le maximum de la lésion était au milieu du croissant qui se trouvait coupé en deux, de telle sorte que la corne antérieure était séparée de la corne postérieure. Il s'agissait là d'une sorte de déchirure irrégulière d'une désorganisation de la substance grise, les produits de désintégration de la substance nerveuse plus ou moins mêlés de sang altéré.

Observation XI. — DICKINSON

— RÉSUMÉ —

Chorée généralisée. — Hypérémie des corps striés. — Extravasation sanguine, léger degré d'inflamation autour des vaisseaux dans la moelle.

Clara W., huit ans, scarlatine à l'âge de trois ans. Pas de rhumatisme.

Mouvements choréiques trois jours après une frayeur. Quatorze jours après le début, on constate de violents mouvements du cou, du tronc, des bras et des jambes. Impossibilité de se tenir debout ou assise. Face peu atteinte, mais déglutition difficile, parole hésitante. Elle arrive rapidement à ne pouvoir dire son nom d'une façon intelligible. Pas de souffle au cœur, quoique un peu d'irrégularité. Mort le cinquante-septième jour depuis la frayeur.

Autopsie. — Corps striés simplement hypérémiés : injection plus marquée dans les veines. Pas de traces de coagulation, ni d'estravasation sanguine. Pas de destruction de tissus.

Au renflement cervical, hypérémie et extravasation sanguine. Le sang s'était répandu dans le canal central le long de la corne gauche et sur tout ce côté. L'extravasation remontait à un temps assez éloigné de la mort pour avoir subi des altérations : le sang avait conservé sa couleur, mais perdu sa structure globulaire.

Au fond du sillon médian antérieur, dans le canal central et le long des artères de la commissure, on voyait des traces d'hémorragie : exsudation sanguinolente mêlée de produits de désintégration des tissus voisins. Dilatation vasculaire remarquable dans la corne droite postérieure en un point symétrique au siège de l'hémorragie du côté opposé. Congestion très intense dans la région dorsale, mais pas d'hémorragie. Dans toute la hauteur de la moelle on trouvait des érosions périvasculaires où les produits de destruction du tissu nerveux se mêlaient à ceux de l'exsudation- elles occupaient la commissure à partir du sillon antérieur.

Observation XII. — DICKINSON

— RÉSUMÉ —

Chorée généralisée. — Injection de la substance cérébrale, surtout des corps striés, effusion sanguine autour des vaisseaux. — Lésion de nature scléreuse plus marquée à la région dorsale.

John P. onze ans, entré à Saint-Georges le 30 décembre 1874. Six semaines auparavant, rhumatisme aigu dont il souffrit pendant trois semaines. Les douleurs avaient été suivies immédiatement d'nn balancement continuel des bras et des jambes, puis de jactitation, contorsions dans les muscles de la face, impossibilité de contenir ses membres, ensuite était survenue une perte complète de la parole plutôt par suite de la difficulté d'articuler que faute d'expressions.

Au cœur, souffle systolique intense, avec signes d'hypertrophie ; mort le 12 février 1875 d'aystolie.

Autopsie. — Traces de péricardite ancienne et récente. Végétations mitrale et aortique.

Cerveau. — Au fond d'une circonvolution cérébrale était une accumulation de cristaux d'hématine mêlés d'une masse de débris probablement de nature nerveuse ; tout autour les vaisseaux gorgés de sang. Corps striés injectés plus finement que le reste du cerveau, les capillaires et les vaisseaux artériels et veineux étaient gorgés de globules sanguins. Sur une coupe on voyait au microscope chaque point composé d'une artère vide froissé et entourée d'une masse de débris globulaires formés aux dépens des tissus environnants. Evidemment il y avait eu déchirure ou destruction de la substance tout autour du vaisseau, par le fait d'une effusion sanguine consécutivement à une injection qui avait disparu. Avec le temps, ces effets mixtes d'extravasation et de désintégration s'étaient effacés laissant des vacuoles.

Congestion intense et nombreux points d'érosion dans la moelle. En outre, la substance grise avait éprouvé des modifications de nature scléreuse, peu marquées dans la région cervicale, très accentuées dans la région dorsale, nulles dans la région lombaire. Ces lésions étaient limitées à la substance grise et symétriquement de chaque côté de la moelle et elles occupaient exactement le point d'insertion de la commissure sur la racine de chaque corne postérieure. Dans la région cervicale, mêmes altérations, mais moins étendues.

Observation XIII. — DICKINSON

— RÉSUMÉ —

Chorées antérieures. — Mouvements choréiques peu intenses. — Lésions inflammatoires anciennes. — Petits foyers inflammatoires autour des vaisseaux dans le cerveau et dans la moelle.

Louisa W., treize ans, se présente pour des douleurs rhumatismales dans les genoux et les coudes. Souffle systolique à la base et à la pointe. Légers mouvements choréiques. Antérieurement elle avait eu deux attaques de rhumatisme suivies toutes deux de mouvements choréiques ; dans cette dernière attaque, les symptômes étaient peu intenses et la chorée attirait peu l'attention. Mort au treizième jour.

Autopsie. — Valvules mitrale et aortique épaissies, couvertes de dépôts fibrineux.

Cerveau. — Piqueté serré et saillant. Au microscope, injection récente et ses conséquences, résultant de la dernière attaque. Lésions anciennes dues à des processus congestifs associés à la poussée plus récente.

Vers le plancher du ventricule latéral et à la base du cerveau, congestion très marquée, on distingue les capillaires surtout par l'accumulation des globules : dans quelques cas, extravasation des corpuscules sanguins dans la gaine périvasculaire. Entre le plancher et la base, quelques transformations plus anciennes procédant comme le début des points jaunes de la sclérose ; çà et là des capillaires dilatés apparaissaient comme le centre d'une masse en dégénérescence incolore, ne se teignant pas par le carmin. Le tissu nerveux transformé avait l'apparence d'une délicate mousse de savon, et était mêlé à des corpuscules sanguins extravasés. Évidemment, il y avait là un commencement de sclérose. Dans le voisinage, au sein de la substance grise en quelque sorte émiettée, étaient des points jaune crème qui donnait à la coupe un aspect pie. Les foyers coupés en travers étaient généralement circulaires ou allongés elliptiquement, et en moyenne d'un diamètre d'environ un centième de pouce. Ils étaient très serrés et on en comptait plus de cinquante dans l'étendue d'une pièce de six pence. Ne se colorant pas par le carmin, ils tranchaient sur la substance grise : leur siège était en rapport avec des vaisseaux, et en certains endroits on en trouvait plusieurs disposés sur les bords d'une sorte de canal qui contenait une artère vide et une veine gorgée. A un fort grossissement, on voyait une fine globulation périvasculaire. Il s'agissait là de dégénérations circonscrites de la substance grise causées par des troubles circulatoires. Les parties ainsi affectées étaient le lobe gauche, au niveau de la scissure de Sylvius, vers la substance perforée et la pariétale ascendante.

La moelle était traversée par d'énormes vaisseaux dilatés, surtout par des veines et à la région dorsale. Ces veines occupaient la substance blanche latérale et empiétaient sur la substance grise centrale qui était injectée surtout dans les cornes postérieures. En outre, il existait spécialement à la région cervicale de nombreux points d'érosions au fond du sillon antérieur et sur le trajet des vaisseaux dans la commissure. A ce niveau, un foyer récent de destruction de la substance grise de même nature que les foyers signaler dans le cerveau, se trouvait en contact avec une artère très dilatée.

Observation XIII. — DICKINSON

Mouvements choréiques généralisés. — Nombreux foyers de sclérose disséminés dans les ganglions cérébraux et dans la région cervico-dorsale de la moelle.

Mary O., cinquante-quatre ans, chorée très aiguë. Mouvements spasmodiques de la tête, la face, des extrémités, mais ces derniers, très violents, s'accompagnant de petits moments de repos. A la face, contorsions et grimaces incessantes; le bras gauche moins atteint que le droit, et les membres inférieurs à un degré moindre encore. Beaucoup de difficulté dans les mouvements dela langue et l'articulation des mots. Troubles mentaux. État général mauvais, maigreur, décrépitude. Cœur normal. Une trace d'albumine dans l'urine. Le tremblement s'était montré quatre jours auparavant, et deux jours après la cessation des menstrues.

Autopsie. — Reins un peu granuleux. Cœur sain. Centres nerveux sains à l'œil nu. Au microscope, mêmes lésions que dans le cas précédent; nombreux foyers assez développés de *sclérose* disséminée, notamment dans le domaine des cérébrales moyennes, et spécialement dans la substance perforée, à la base du cerveau, vers les corps striés, sur le passage des nombreuses artérioles qui vont à ces derniers. En ce point, la substance grise, sur une étendue d'une pièce de un schilling, était le siège d'une quantité de petits foyers caractéristiques plus ou moins circulaires ou allongés, situé, parfois à côté des vaisseaux, le plus souvent en connexion immédiate avec eux. Ils étaient moins transparents que la substance saine voisine, de couleur jaune, réfractaires au carmin, et vaguement composés de grains globuleux. Ces foyers, moins nombreux dans la substance grise des corps striés, se trouvaient entre la base du cerveau et le plancher des ventricules. Symétrie remarquable des deux côtés ; sur une coupe transversale des deux corps striés, on voyait, presque symétriquement disposés de chaque côté, des foyers de sclérose à la surface de la substance grise, et à la limite de celle-ci et de la substance blanche.

Les artères étaient fortement injectées, particulièrement dans les points les plus altérés, et l'on voyait, tout autour, des signes de désintégration périvasculaire.

Les régions cervicale et supéro-dorsale de la moelle étaient déformées par l'intrusion au sein de la substance nerveuse de fissures et d'amas de matière translucide. Ces plaques d'exsudation étaient très régulières en certains points : il y en avait une dans le sillon antérieur, une plus petite dans la fente postérieure, et une grande dans chaque corne postérieure. Ces dernières, parfaitement appréciables à l'œil nu par leur grandeur et leur transparence, étaient situées sur un plan un peu postérieur à celui de la commissure.

Ces plaques, quoique bordées, en général, par des produits de désintégration nerveuse, résultaient évidemment, non de la transformation des tissus, mais de l'intrusion de substances anormales dans ces derniers En général, elles étaient en rapport avec des vaisseaux, malgré l'absence de congestion de ceux-ci. En quelques endroits, la moelle était déchirée, ses éléments détruits.

Rien de semblable au-dessous de la région dorsale.

On peut résumer en disant : sclérose proprement dite du cerveau, avec exsudation dans la moelle, résultant d'une forte congestion et des extravasations consécutives.

Dans ces observations de Dickinson, les modifications organiques siègent principalement dans les corps opto-striés, dans la profondeur des cordons antéro-latéraux et, dans la substance grise, au niveau de la commissure. Souvent ces lésions présentent une symétrie remarquable

Le phénomène primordial consiste, dans tous ces cas, en une congestion très vive considérée par l'auteur comme de nature rhumastismale, et qui s'accompagne, suivant l'intensité, de désintégration périvasculaire à des degrés variables, et même de lésions inflammatoires franches.

On est porté à considérer comme des faits de même ordre, mais se rapportant à un stade plus avancé du processus, ceux bien connus de Rokitansky (1856), Demme Eisenmann, où l'autopsie révéla surtout de la prolifération conjonctive.

L'analogie apparaît encore dans les observations publiées par Ogle (1868). Mais ici, la tendance à la désintégration l'emporte sur le processus inflammatoire.

Dans une relation de quinze cas de chorée, avec autopsie, cet auteur a noté la constance des altérations des centres nerveux, allant depuis la congestion jusqu'au ramollissement, et siégeant plus particulièrement dans le cerveau et la partie supérieure de la moelle. Dans la quinzième observation, la moelle fut examinée par Lockhart Clarke. En voici le résumé :

Observation XV. — OGLE

Henriette S..., dix-sept ans. Caractère très irritable. Grossesse; violents mouvements choréiques. Au cœur, souffle systolique. Il n'y avait pas de rhumatisme dans les antécédents.

Autopsie. — Cerveau : points de vascularisation très nombreux, donnant à la substance une coloration rosée. Veines de la base très congestionnées. Les parties centrales étaient ramollies et disparaissaient facilement sous un filet d'eau.

Moelle examinée après durcissement dans l'acide chromique par Lockart Clarke : pas d'altération ancienne des régions cervicale et lombaire; dans la région inférieure dorsale, les colonnes antérieures étaient déchirées et formaient une saillie considérable. Le microscope montra des altérations à ce niveau : la substance blanche était ramollie, friable. En deux ou trois points, hémorragies circonscrites entourées d'un exsudat granuleux, ayant probablement précédé l'hémorragie.

Observation XV. — Chorée électrique (STEFANINI).

— *Ann. Universali di Med.*, mars 1875. —

Mouvements spasmodiques transitoires dans le cou, convulsions des deux membres supérieurs et du membre inférieur gauche. — Ramollissement inflammatoire de la région cervicale.

Un paysan, âgé de vingt-cinq ans, travaillait aux champs lorsqu'il éprouva tout à coup dans l'*épaule* et le *bras gauche* une sensation de pesanteur ; au bout d'une demi-heure, ces parties devinrent le siège d'un tremblement qui *s'accrut bientôt* et se transforma peu à peu en contractions violentes, par suite desquelles l'épaule venait frapper la tête.

Ces contractions, qui ne diminuaient un peu d'intensité que pendant quelques instants, durèrent de cinq à six jours, jusqu'au moment où le malade tomba sans connaissance. Revenu à lui, ces contractions reparurent, plus opiniâtres et plus violentes. Il entra alors dans le service de Stefanini, le 27 mars 1874.

Le malade, robuste, présente des contractions cloniques bien rythmées du sterno-mastoïdien, du trapèze et du faisceau supérieur du grand pectoral, à gauche, avec des contractions semblables, mais moins fortes, du bras du même côté. Le cou est incliné à gauche, et l'épaule est régulièrement soulevée en haut et en avant. *Légère diminution de la sensibilité à gauche.* Pas de thermanesthésie. T., 36,6. Pouls, 65.

16 *avril.* — Les contractions diminuent un peu et le malade peut redresser le cou.

17 *mai.* — *Faiblesse de la jambe gauche et contractions* cloniques des muscles internes *de la cuisse* et des muscles du *mollet du même côté;* par contre, *paralysie du bras gauche,* puis contractions analogues dans le diaphragme, le bras droit et ensuite dans la langue et la moitié gauche de la face. En même temps, céphalalgie, vertiges.

31 *mai.* — P., 99. T., 39° C. Dans la nuit, délire, T., 40°, urine alcaline, non albumineuse.

4 *juin.* — T., 41,8 ; les contractions se généralisent, elles diminuent le soir, T., 44°, une heure avant la mort.

Autopsie. — Volume des membres plus faible à gauche qu'à droite, différence : 3 centimètres au bras, 4 centimètres à la cuisse. Rien dans l'encéphale. Pie-mère très injectée. *Ramollissement de la moelle au renflement cervical dans une étendue de 2 centimètres environ,* en ce point, la substance nerveuse est jaunâtre, hypérémiée. Sur des coupes, on reconnaît que ce ramollissement a débuté dans la *substance grise et de là s'est étendu à la substance blanche.* Les tubes nerveux de la moelle sont granuleux : le protoplasma des cellules ganglionnaires est un peu sombre; il y a, çà et là, des dépôts de granulations graisseuses.

On peut expliquer l'absence de lésions appréciables dans le cerveau et la bulbe, par la durée très courte des convulsions des muscles cervicaux et le début, peu avant la mort, des contorsions de la face.

Il faut remarquer aussi la faiblesse des membres atteints, qui contraste avec le caractère clonique des contractions. Or, il existe une variété de chorée, bien étudiée par West, sous le nom de chorée molle *(limpchorea),* dans laquelle l'affaiblissement musculaire est hors de proportion avec l'intensité des mouvements choréiques. Peut-être s'agit-il alors de parésies de certains groupes musculaires déterminant, par suite du défaut d'équilibre, des contractions exagérées dans les antagonistes sains.

L'étendue du ramollissement de la moelle, dans ce cas, semble autoriser cette supposition.

Observation XVI. — EISENLOHR

— *Centralblatt für klinische Medicin*, 1880-81 —

Mouvements choréiques dans les membres supérieurs. — Noyaux de sclérose dans le cordon latéral droit à la région cervicale.

Jeune fille de quatorze ans, atteinte de chorée congénitale. La malade présentait, dès les premiers jours de sa vie, les mouvements caractéristiques de la chorée dans les muscles du visage et du corps. Elle n'apprit que très tard et imparfaitement à marcher. Du reste, le dévoloppement physique se fit assez bien. Après un séjour à l'hôpital, amélioration passagère. Chez elle, grande aggravation des mouvements choréiques dans les extrémités supérieures, et en même temps fortes contractures dans les inférieures, avec adduction de la cuisse et flexion de la jambe, au point de rendre la station debout et la marche impossibles. La mort fut amenée par une pneumonie ulcéreuse avec fièvre rémittente et décomposition putride, et une tuberculose intestinale.

Autopsie. — Examen microscopique : dans le cerveau : rien d'anormal. Sur la moelle durcie, on trouve, *dans le cordon latéral droit*, portion cervicale, un noyau sclérosé, siégeant principalement au niveau du troisième nerf cervical, mais se prolongeant du deuxième au septième. Épaississement notable du réseau de la névroglie avec resserrement des mailles, atrophie assez complète de la myéline et des cylindraxes, *grand développement des cellules de Deiters.*

L'auteur ne regarde pas ces altérations anatomiques comme l'équivalent propre des manifestations de la chorée pendant la vie, mais il n'en nie aucunement l'influence sur celles-ci. Il est porté à tenir l'altération de la moelle pour congénitale, et pour le résidu d'un processus inflammatoire fœtal.

On peut ranger ce cas dans la catégorie de ceux observés par Weir Mitchell, dont nous avons rapporté l'opinion.

Observation XVII. — M. MACL OD

— RÉSUMÉ —

Chorée généralisée. — Démence. — Pachyméningite. — Kystes volumineux à la surface des hémisphères.

James F., cinquante-deux ans, est admis le 3 septembre 1873.

Père mort de paralysie. Le malade est atteint de son affection, suivant toute apparence, depuis six mois ; mais il en fait remonter le début à trois ans. Il avait commencé par devenir irritable, d'un caractère difficile. A son entrée, légère démence, loquacité, et comme il parlait d'une façon convulsive, son langage présentait une sorte d'incohérence. Les mouvements convulsifs exagéraient les manifestations de son trouble mental. Aggravation du tremblement sous l'influence d'une contrariété.

Les muscles du tronc, des membres, de la face, de la langue étaient pris ; les convulsions augmentaient d'intensité dans les tentatives de mouvements volontaires. Un peu de parésie des jambes,

Cependant la marche était possible, quoique anormale. La jambe droite plus faible que la gauche. Pas de troubles sensitifs, sensibilité spéciale normale.

En 1875, on note : chorée violente, amaigrissement, démence, un peu de stupeur. Vers la fin de l'année, station debout impossible : les spasmes généraux semblaient s'accroître à mesure que la parésie s'accentuait.

1er *février* 1876. — Pas de troubles de la sensibilité, perte de la mémoire et de la parole. Stupeur. Mort le 17 février. Depuis quelques mois le malade était gâteux. Persistance des mouvements jusqu'à la mort, sauf les deux derniers jours qu'il tomba dans le coma.

Autopsie. — Crâne épaissi et dense, diploé compacte, dure-mère épaissie. Sous la dure-mère qui faisait corps avec la face inférieure de la calotte osseuse, et sur le vertex de chaque hémisphère était un kyste limité par une fausse membrane ancienne qui possédait quelques vaisseaux, et en quelques points était organisée.

Dans ces kystes on trouva 10 à 12 onces d'un liquide hématique avec des particules floconneuses. Chaque kyste s'étendait dans l'hémisphère correspondant sur les lobes pariétaux, la partie postérieure des lobes frontaux, jusqu'à la scissure de Sylvius.

Les deux kystes se touchaient au niveau de la faux, sans communiquer. Vaisseaux des méninges élargis et variqueux. Pie-mère congestionnée adhérente, artères athéromateuses, atrophie des circonvolutions, spécialement dans les lobes pariétaux postérieurs où la substance grise était très amincie. A la coupe, le cerveau était ferme, congestionné, les espaces périvasculaires bien marqués. Plancher des ventricules latéraux granuleux, ainsi que celui du quatrième ventricule; cervelet ferme à la coupe, la substance blanche ponctuée.

Protubérance et moelle allongée, fermes et congestionnées à la coupe; hypérémie des méninges rachidiennes qui présentent quelques taches opaques analogues à de la lymphe, surtout à la face antérieure de la région lombaire. Pie-mère spinale congestionnée très adhérente. D'une manière générale, la moelle était ramollie, elle présentait de petits foyers de ramollissement gris dans le cordon antérieur droit. Rien dans les autres organes.

On peut rapprocher ce cas d'une observation de chorée, publiée par Frerichs, dans laquelle on trouva à l'autopsie une pachyméningite et de la congestion des méninges.

L'existence de ces hématomes méningés ayant entraîné une lésion des circonvolutions rappelle également l'observation de C. May où l'on découvrit un abcès du pont Varole.

En somme, dans toutes les observations de chorée que nous venons de relater, nous avons vu les lésions occuper des points très variables du système nerveux : parfois il s'agissait principalement de la moelle, surtout des cordons latéraux (Gowers, Pierret, Stefanini, Eisenlohr); le plus souvent, elles siégeaient dans ces régions et dans l'encéphale, (Meynert, Elischer, Dickinson, de Boyer, Golgi), quelquefois sur les nerfs périphériques (Elischer, Vulpian).

Il est donc vrai de dire que la chorée n'est pas exclusivement sous la dépendance de l'encéphale, puisque, aux résultats expérimentaux déjà invoqués à l'appui de cette assertion, nous avons pu joindre des observations cliniques.

Ainsi nous arrivons par l'étude de la pathologie à la conclusion qu'avaient fait pressentir nos considérations sur la capsule interne.

CHAPITRE IV

Il n'y a pas de centre choréigène. — Nature des lésions constatées : ramollissement inflammatoire, ischémique ; lésions mixtes. — Altération des faisceaux conducteurs. — Il n'y a pas de différence essentielle entre la chorée humaine et la chorée canine.

Nous croyons avoir suffisamment établi l'existence de chorées liées à des altérations de la partie inférieure du système nerveux ; nous avons vu que la moelle et les nerfs périphériques même peuvent, comme certaines régions du cerveau, donner lieu au tremblement choréique, Il faudrait donc restreindre le champ de la névrose.

Il est vrai que, sauf pour la région postérieure de la capsule interne, nous n'avons pas de notions bien exactes sur les conditions précises qui peuvent donner naissance à l'affection. Cependant, si, de l'étude que nous venons de faire, il était permis de formuler une proposition générale sur le siège de la chorée, il faudrait placer ce dernier sur le trajet des faisceaux conducteurs des incitations motrices. Quant à donner plus de précision à la localisation, on ne le peut actuellement.

Du reste, la question de siège ne doit pas seule être mise en cause. Il faut aussi considérer le degré d'intensité de la lésion. En général les foyers sont de petites dimensions, plus ou moins disséminés et présentent plutôt les caractères d'un travail irritatif. Rarement, en effet, on les voit dès le début occasionner une destruction des éléments nerveux ; et alors même que la mort est le résultat de la maladie, le désordre organique n'est pas très considérable. D'autre part, des faits nombreux existent dans lesquels le tremblement précédant de quelque temps un ictus apoplectique, semblait un acheminement vers un état plus grave, tandis que la chorée post-paralytique n'est en somme, que le résultat d'un processus de restauration incomplète.

Quant à la cause immédiate qui tient sous sa dépendance le trouble fonctionnel, elle est absolument variable, puisque tantôt c'est une inflammation, tantôt une hémorragie, une tumeur, un ramollissement, ou même une pachyméningite hémorragique.

Si différentes qu'elles soient en apparence, ces lésions ont un caractère commun, c'est de pouvoir être rattachées à un trouble vasculaire inflammatoire ou ischémique, et souvent inflammatoire et ischémique tout à la fois.

Le rôle de l'inflammation apparaît clairement dans la plupart des observations précédentes, quelle que soit d'ailleurs la cause déterminante que l'on invoque, action du froid, épuisement nerveux, crase sanguine rhumatismale ou autre. Mais le processus a rarement une marche bien franche. Les observations de sclérose un peu avancée ne sont pas nombreuses, et dans tous les cas où l'on a pu surprendre la lésion à un stade peu ancien de son évolution, chez le chien, par exemple, on observe surtout une diapédèse abondante. C'est alors que l'on peut voir les deux modes pathogéniques intervenir et se fusionner. L'accumulation considérable de leucocytes dans les gaines périvasculaires détermine, par compression, des oblitérations des canaux sanguins, et la lésion née du processus inflammatoire continue à évoluer. suivant les lois de l'ischémie.

Parfois, surtout dans l'encéphale, l'oblitération est due à des caillots migrateurs ; ce mécanisme se réaliserait assez fréquemment, puisque les Anglais ont édifié sur l'embolie rhumatismale une théorie générale de la chorée. Quoi qu'il en soit, il s'agirait alors, suivant Jackson, Tuckwell, d'embolies multiples s'arrêtant dans les petits vaisseaux.

Enfin il existe une catégorie de faits où l'ischémie paraît liée à un état névrosique, et dans lesquels il faut faire intervenir un spasme vasculaire comme phénomène primitif.

On connaît les travaux de Brown-Séquard sur les contractions d'origine réflexe des vaisseaux de la moelle, et les ramollissements consécutifs de cet organe. On sait, aussi la fréquence des modifications vaso-motrices chez les hystériques, et la facilité avec laquelle se produisent chez eux des troubles fonctionnels graves, mais parfaitement limités et purement transitoires, aphasie, contractures (Ball, Charcot). Or, c'est par un mécanisme semblable qu'il faut expliquer, croyons-nous, certains symptômes observés chez les choréiques. Il s'agit presque toujours d'individus débiles, chloro-anémiques (période de croissance, grossesse), chez qui l'anémie a considérablement augmenté l'excitabilité réflexe de la moelle, tout en altérant sa vitalité. Survienne alors une incitation légère et qui passerait inaperçue dans des conditions normales, et l'on conçoit la possibilité de spasmes capillaires déterminant bientôt l'ischémie et ses conséquences, comme dans la gangrène des extrémités.

C'est ainsi que l'on peut comprendre comment l'impression du froid, de l'humidité, une frayeur, la présence d'entozoaires ont pu quelquefois donner naissance à des chorées graves.

D'ailleurs quel que soit le mécanisme de l'ischémie, les conséquences auxquelles elle aboutit sont les mêmes : ralentissement dans la nutrition des éléments nerveux, puis désintégration nerveuse, ramollissement.

Myélite et nécrose, tels sont, en somme, les deux processus qui, se développant suivant certaines conditions encore mal définies, paraissent dans quelques cas engendrer la chorée.

Au fond, la nature de la lésion importe peu ; nous savons que l'hémichorée peut résulter d'un ramollissement, d'un traumatisme (expérimentation) comme d'une inflammation, d'une hémorragie ; le fait essentiel est la production de foyers disséminés au niveau desquels les tubes nerveux soient irrités ou compromis.

Nous ne terminerons pas sans répondre à une objection qui pourrait nous être faite.

Nous nous sommes appuyé sur la pathologie canine

pour nous élever à la connaissance des chorées chez l'homme. Or, il est des auteurs qui se refusent à admettre toute assimilation entre cette dernière et la maladie choréiforme que l'on observe chez le chien.

Ainsi, après avoir cherché à produire expérimentalement l'hémichorée chez le chien et avoir réussi dans six cas, M. Raymond se demande si les mouvements qu'il a déterminés sont bien analogues à ceux de la chorée humaine.

Il pose en principe que la chorée du chien n'existe pas, et cependant il n'ose repousser toute analogie entre les deux espèces de tremblement. Plus tard, à la suite d'un parallèle, dans son article du *Dictionnaire encyclopédique*, il arrive à déclarer que l'existence de la chorée chez les animaux est possible, mais nullement démontrée.

Les arguments invoqués nous semblent peu concluants, il faut l'avouer, et ils n'ont pas ébranlé notre conviction.

M. Raymond reconnaît lui-même que l'on peut tenter quelques rapprochements entre les deux affections : et, en effet, il signale des points de ressemblance : « affaiblissement psychique, spasmes cessant pendant le sommeil et atteignant tantôt un groupe musculaire, tantôt un autre, irrégularité et arythmie, anémie et affaiblissement concomitant. » Mais il oppose des différences : « variations multiples des descriptions cliniques, différence de la marche et du pronostic, constance des lésions anatomiques dans la chorée humaine, » et il voit là des raisons suffisantes pour rester hésitant.

Nous ne sommes pas de son avis, et voici pourquoi :

De même que la chorée chez l'homme se manifeste le plus souvent dans le jeune âge, de même on voit la chorée canine se montrer comme la conséquence de ce que l'on appelle la maladie des jeunes chiens *(distemper)*. Cette maladie, sorte d'introduction dans la vie, que l'on observe chez un grand nombre d'animaux pendant la période de développement, se caractérise d'ordinaire chez le chien par deux ordres de symptômes bien connus des médecins-vétérinaires.

Ce sont des phénomènes catarrhaux, localisés sur toutes les muqueuses, nasales, conjonctivales, pulmonaires ou intestinales, ou bien des phénomènes nerveux tantôt très graves, tantôt peu accentués.

On peut observer alors des paralysies avec contracture, de véritables paralysies atrophiques que l'on peut comparer à la paralysie infantile (Bochefontaine), et parmi lesquels doit prendre place l'observation malheureusement incomplète de MM. Raymond et Goubaux. On voit même survenir de véritables encéphalites suivies d'accès épileptiformes.

Le tableau symptomatique n'est pas toujours aussi compliqué. Bien souvent, après quelques jours de malaise, les jeunes chiens, surtout ceux de grande race présentent des mouvements choréiques plus ou moins généralisés. Ces mouvements spasmodiques sont absolument semblables à ceux que l'on observe chez les enfants, mais ils sont naturellement moins variés, et par leur petit nombre prennent un air de régularité qui ne doit pas égarer le clinicien.

C'est presque une naïveté que de rappeler que les mouvements antérieurs du chien sont normalement infiniment moins nombreux que ceux du bras, de l'avant-bras et de la main chez l'homme ; il s'ensuit que la chorée canine, localisée à l'un de ces membres, se fait remarquer par une sorte de monotonie due à la répétition fréquente des mêmes mouvements. Vouloir qu'un chien grimace et gesticule autant qu'un enfant atteint de chorée, c'est vouloir l'impossible.

Si la chorée, atteint très fréquemment les jeunes chiens de chasse, comme chez les enfants elle s'accompagne de troubles de la sensibilité, et même assez souvent de paralysies partielles. L'intelligence est elle-même déviée, car les élèves atteints deviennent incapables de recevoir une éducation appropriée.

Enfin, lorsque cette chorée canine n'est pas compliquée de paralysies simples ou atrophiques graves, la guérison peut survenir, complète ou incomplète, car certains animaux conservent quelquefois un tic très localisé et tout à fait incurable. Il en est de même chez certains enfants.

Nous croyons donc, en dépit des hésitations de M. le docteur Raymond, que la chorée des chiens doit être assimilée complètement à la chorée infantile.

D'ailleurs, à voir les choses d'un point de vue plus élevé, que deviendraient non seulement la physiologie pathologique, mais la physiologie normale elle-même, si l'on admettait que le système nerveux des animaux réagit, au point de vue sensitif ou moteur, autrement que celui de l'homme. La structure des systèmes nerveux ou musculaires est exactement la même au fond. Pourquoi le fonctionnement serait-il différent? C'est une opinion insoutenable, même si l'on admettait que c'est uniquement à l'état maladif que les différences se produisent. La maladie créerait ainsi une physiologie particulière au chien, au cheval, et l'on aurait autant de déviations pathologiques des fonctions qu'il existerait d'animaux observés. L'inanité de ces tendances est évidente, aussi terminerons-nous ce travail en affirmant que nous considérons les mouvements irréguliers qualifiés de chorée chez le chien comme constituant une véritable chorée, au même titre que nous regardons l'épilepsie primitive ou expérimentale observée chez ce même animal comme identique à celle de l'être humain.

INDEX BIBLIOGRAPHIQUE

CHRONOLOGIQUE

1850. SENHOUSE KIRKES, *London medic. Gaz.*

1863. SENHOUSE KIRKES, *Medic. Gaz.*

1863-1864. CHAUVEAU, *Comptes rendus Société de méd. de Lyon.*

1865. CHAUVEAU, *Arch. gén. de méd.*

1867. TUCKWELL, *Brit. and foreign med. chir. Review.*

1868. OGLE, —

1868. RUSSEL, *Med. Times and Gaz.*

1868. JACKSON, *Brit. med. Journal.*

1868. MEYNERT, *Allg. Wiener med. Zeit.*

1868. KRETSCHMER, *Ueber den Vertstanj.*

1868. STEINER, *Prager Viertelz.*

1869. CARVILLE, *Gaz. Méd. de Paris.*

1869. JACKSON, *Med. Times and Gaz.*

1869. TUCKWELL, *St-Barthol. hosp. reports.*

1869. BROADBENT, *Brit. med. Journal.*

1870. LEGROS ET ONIMUS, *Compte rendu à l'Acad. Sc.*, LXX.

1870. GRAY, *Med. Times and Gaz.*

1870. FOX, *Brit. med. Journ.*

1872. Jaccoud, *Cliniques médicales de Lariboisière*

1874. G. Elischer, *Arch. f. Path und Phys.*

1874. Golgi, *Rivista clinica de Bologna.*

1874. C. May, *Society. med. Journal.*

1874. Weir Mitchell, *Amer. Journ. of. medic. sc.*

1875. Charcot, *Progrès Médical. — Leçon sur les maladies du système nerveux.*

1875. Cl. de Boyer, *Progrès Médical. — Bull. Soc. anat.*

1875. Stefanini, *Ann. univers. di Medic.;* mars.

1875. Dickinson H., *Med. Times and Gaz. — Medic. chir. transactions*, vol. LIX.

1876. Raymond, Thèse de Paris.

1877. Gowers et Sankey, *The Lancet.*

1880. Raymond, art. Danse de Saint-Guy, du *Dictionnaire encyclopédique.*

1880. Eisenloehr, *Centrablatt für klin. Med.*

1881. M. D. Macleod, *The journal of mental Science.*

1883. Axenfeld et Huchard, *Des névroses.*

1883. Demange, *Revue mens. de médecine*, mai.

TABLE DES MATIÈRES

LYON. — IMPRIMERIE PITRAT AINÉ, RUE GENTIL, 4.

www.ingramcontent.com/pod-product-compliance
Ingram Content Group UK Ltd.
Pitfield, Milton Keynes, MK11 3LW, UK
UKHW020410230726
13925UKWH00003B/1336

9 782019 257651